嚴浩大健康之路

實戰餓死癌細胞

嚴浩 著

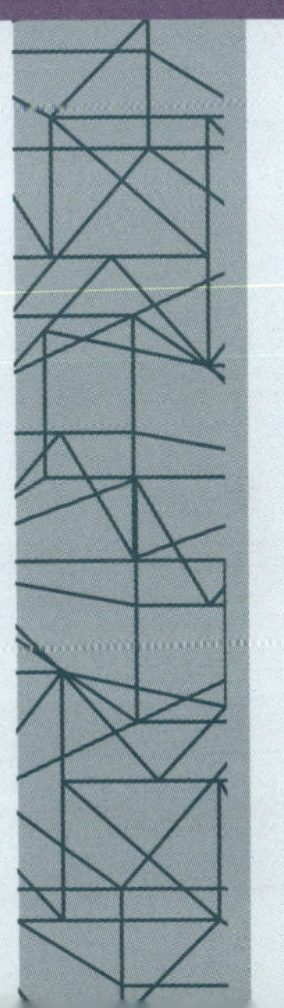

U0938241

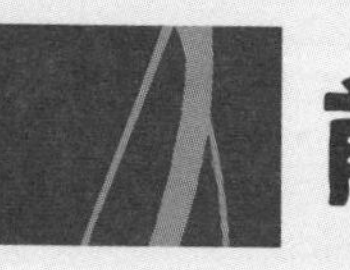

前言

我脱光了上衣在公園快步走，露出排骨，挺着肚腩，肆意享受冬天太陽，花圃旁有一位頭髮全白的老太太望着攝影機幸福微笑，攝影師是她接近 60 歲的兒子，兩母子完全漠視這個不雅的東西在他們面前飄過。在西邊長椅上，一位老先生迎着太陽閱報，大圓光頭亮閃閃，只要有太陽，他在冬天也只穿短衣褲。他說，已經做好防曬護理，他有癌症，醫生告訴他不要存太大希望，他在接受治療的同時，積極貫徹自然療法，不少癌患者不是因為癌症而病死，是發現有癌症後精神崩潰嚇死，他把一份報紙從第一頁第一行逐字看到最後一頁最後一行，一來打發時間，二來培養自我覺察力，不讓情緒被報章內容牽着鼻子走，生活中下意識將「自我覺察」這個工具運用到情緒控制上，注意不讓情緒肆意跑出來。從前，他討厭自己，也動輒品頭論足批評人，現在他學靜坐、明白要好好呼吸、學內觀，與所有人、所有事保持一個距離，與自己的情緒更保持一個距離，以穩定的情緒應對生活中各種挑戰，用現在的說法，叫控制情緒不內耗。我說您很了不起，如果換了是我，我會遠離媒體上的負面內容、控制信息攝取量、指引自己看見身邊的幸福……他微笑，他還在上班，公司存亡在一線間，他要採取與我不同的方法，關鍵仍

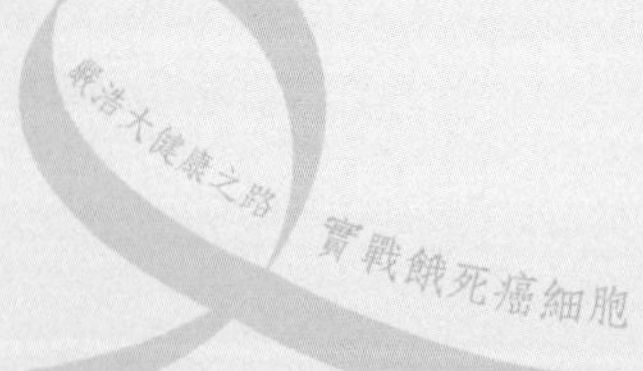

然是指引自己保持冷靜，理性地提出解決方案。太陽被建築物擋住，溫度秒間下降，他告辭，我把衣服重新套上排骨和腩肉。

其實我有一個秘密沒有向他坦白，我是一個完美主義者，這種性格往往把自己逼得喘不過氣，所以控制情緒不內耗，是我下半生首要功課。令身體老化的除了年齡，還有情緒，鬱結憤懣催人老，比歲月更甚，然後就是食物與生活習慣。不過在現代，根據美國癌症協會（American Cancer Society），越來越多 20 到 39 歲之間的年輕人被診斷得乳癌和淋巴癌，其中最大原因，卻是食物與生活習慣令免疫系統提前崩潰，又根據美國國家醫藥圖書館（National Library of Medicine）的 PubMed 網站，抽煙、肥胖、缺少運動，是排在前面三大殺手，剔除這三大，可以避免超過一半以上機會患上癌症；另外，壓力、大環境污染，都是致癌因子。

公園裏的老先生成功走上恢復自身免疫力康復大路，他也明白，癌症好比感冒，不會永遠消失，接受與癌細胞共存，在人生路上再開始，挺起胸膛持續走大健康之路。其實，所有人身體中都有癌細胞，如果理智地生活，身體中免疫系統很擅長對付癌細胞；如果您覺得愉悅，免疫細胞已經開動殺敵機制，您已經一分鐘比一分鐘健康，這歸功於人類在過去30萬年進化過程中持續強化免疫系統。不過，請虛心接受現實，即使未來科學可以幫我們移民火星，我們的遺傳基因仍然來自那個在山洞裏找到的原始智人祖先頭骨，遇到現代飲食以及生活方式一定潰散。

本書是「嚴浩大健康之路」系列的第一本，這個系列除了重新編選我多年來所發表的文章，更增補和修訂了不少內容。本書匯編的食療主要兩種：布緯食療的功能在於為健康細胞增加蛋白質和血氧；李威廉醫生的戒肉療法功能在於阻止癌細胞從肉類食物中搶走營養，於是餓死癌細胞，布緯療法的守則也包括戒肉，所以這是基礎。

上天有好生之德，既生我養我，也為我們準備了不可思議的大自然藥廚，這就是本書的內容。

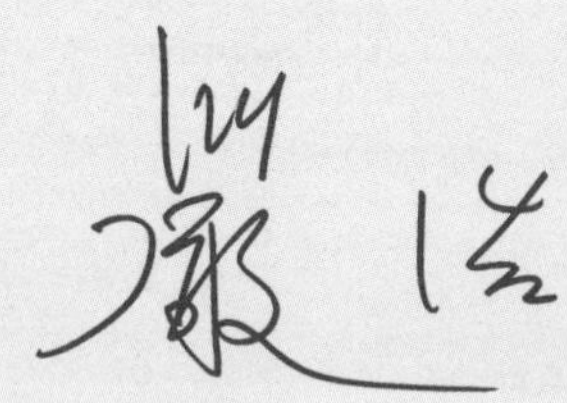

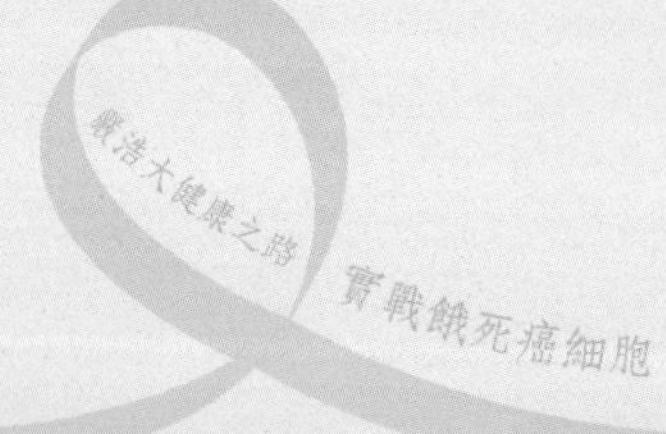

目錄

第一章

學懂遠離癌症，吃得對做得對

第二章

不要忽略身邊的隱形致癌物

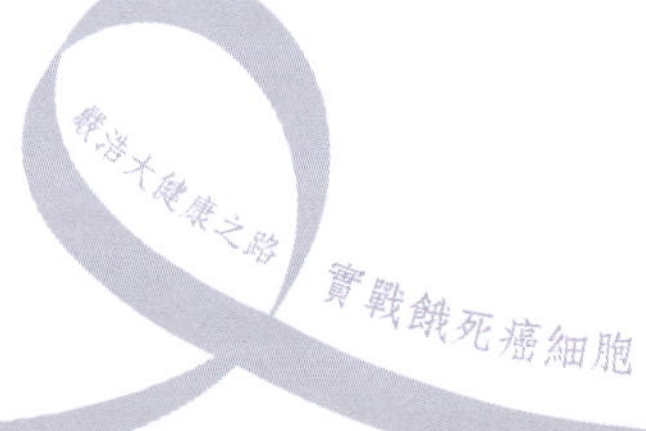

第三章

教你餓死癌細胞

第四章

再次認識布緯食療

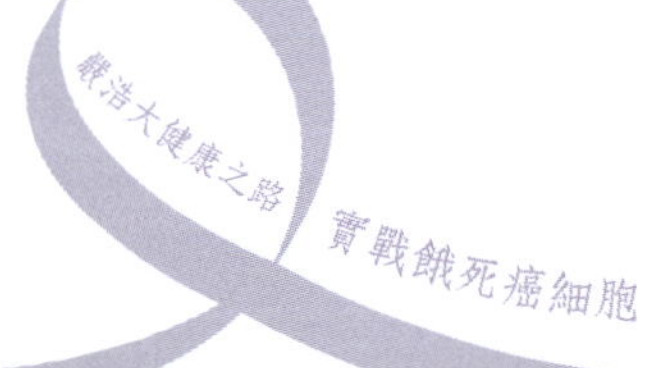

第五章

要健康，平日這樣吃

第一章

學懂遠離癌症，吃得對做得對

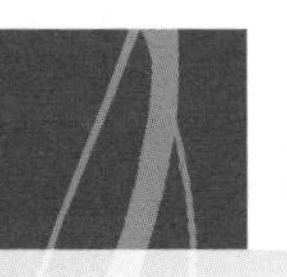

身體的貴人——粒線體

不論自然療法還是主流醫學，在預防以及治療各種慢性病、癌症方面，近年都萬分著重我們身體中的兩位貴人，一位叫粒線體，一位叫自然殺手細胞（NK 細胞，Natural Killer Cell）。

我們認識這兩位貴人嗎？認識以後，知道如何保護、提升這兩種細胞的數量及活性嗎？只要你願意，健康就在你手上！

粒線體是細胞內的能量發電廠，我們所有器官的細胞都充滿粒線體，尤其心臟、腦部、肌肉及神經系統最多。吃進身體的食物，不論蛋白質、脂肪還是碳水化合物，分解到最後，進入能量代謝循環，然後提供營養（電子）給粒線體，再加上吸進的氧氣，在粒線體中製造三磷酸腺苷（ATP），ATP 是從食物精華中代謝出來的能量，通過細胞液供應身體每一個細胞。

身體能夠運作，就靠粒線體這個發電廠製造出來的 ATP 能源。簡單來說，人的身體機能可以持續，是靠粒線體支持，粒線體製造的 ATP 愈多，質量愈高，細胞愈健康，人就愈精神；亞健康的人能量低，是因為粒線體逐漸減少；到最後最

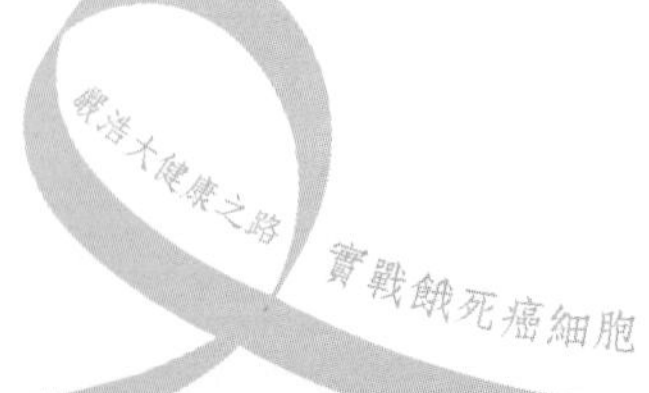

後……粒線體逐漸凋謝。

免疫系統疾病、新陳代謝病、癌症、精神疾病、神經系統退化……大概 90% 的慢性病都是從粒線體失衡開始，從前主流醫學無法治癒的疾病，現在可以通過平衡粒線體的方法讓身體逐漸恢復。

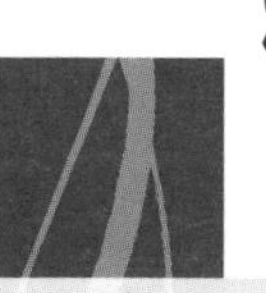

粒線體製造三磷酸腺苷（ATP）

好好對待身體中的粒線體及自然殺手細胞，不但恢復自癒力（免疫力），還幫助我們走上健康長壽的路。

有 ATP 就有生命，一個細胞中的粒線體能產生多少 ATP？身體細胞的數量大約有 37.2 兆個，每個細胞大約有 10 億個 ATP 份子，這些肉眼看不見的生物總重量居然大約 50 克，聽起來驚人；但我們的細胞也會以驚人速度消耗所有 ATP，一個細胞可以在兩分鐘內耗盡 ATP 所儲存的全部能量，而且，身體每天消耗的水解 ATP 量相當於體重！

哇！！——不要怪 ATP 敗家，要體諒身體為了支持我們日常的消耗，付出了多少努力。所以，我們的飲食結構必須支持粒線體需要的能量，就是說，要吃對東西。在漫長的一天中，食物逐漸被消化，ATP 就持續被製造，持續為細胞充電，健康飲食的重要和必要就在於此。

這裏加插一句題外話，我們陸陸續續看到報道，說有人只吃大量營養補充品，少吃食物，結果忽然猝死。現在我們明白，只有食物持續被代謝才能持續供應 ATP，只吃營養補充

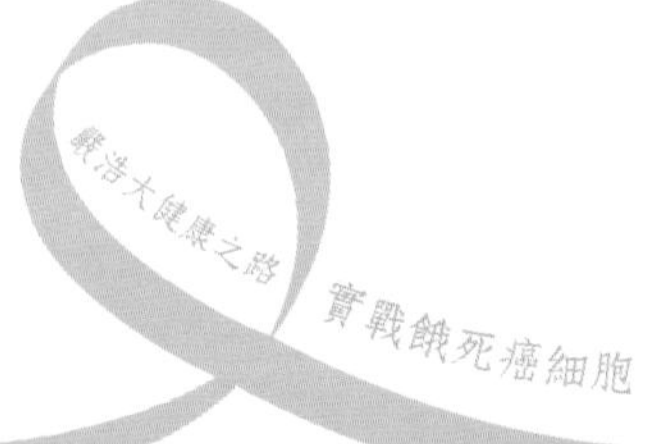

品不吃食物，供應心臟的 ATP 用完後沒有後續，等於心臟被拔掉能量插頭，立即停止跳動。話說回來，針對性的營養補充品仍然很重要；根據統計，服用營養補充品的人比非服用者，健康比較良好，如果配合良好的生活習慣，還會比較長壽。

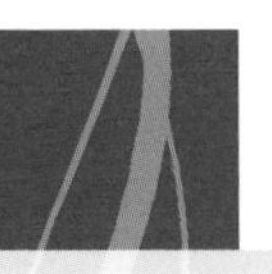

提升粒線體的方法

粒線體需要我們無微不至的照顧，否則，身體會開始出現種種慢性病。

不論中醫還是西醫，能做到的最多只是臨時排除症狀，表面上康復了，如果我們一再把健康推到懸崖邊，總有一天，再好的醫生也無法拉我們回來，斷崖效應可能突然出現。健康在我們自己手上，再好的醫生也只算是外援。當然，有病應該看醫生，醫生是文明社會的支柱。

粒線體出了問題，會有腦霧、沒有能量，總覺得疲倦。

在甚麼情況下會傷害粒線體？

不良的食物、久坐不動、肥胖、不正常排便、抽煙、過分喝酒、太多甜食、持續心理壓力、睡眠質量不好、食物沒有營養、環境重金屬、紙杯內的塑料膜、加工食物的化學成分、手機天線及 Wi-Fi 等電子輻射、缺乏運動、過分運動、缺乏陽光、太多陽光、缺乏微量元素、體內長期性痰濕、自然老化……所以身體能量越來越低下。

粒線體功能異常原因：

某些西藥、高血糖、心臟病、糖尿病、腎臟病、腦中風、失智症、柏金遜症、脊髓損傷或做過化療的人，都有發現粒線體功能異常。

提升粒線體的方法：

1. 運動！氧氣！太陽！這三個元素是三位一體，是保護粒線體的重要方法，請注意上文：我們吃進身體的食物……再加上吸進來的氧氣，會在粒線體中製造 ATP——我們的血液需要氧氣！我們的粒線體需要氧氣！我們的生命需要太陽！快步走、慢跑、游泳、各種球類運動，這些都是帶氧運動，請堅持，沒有正常的身體運動，餵身體吃再多也沒用，只會癡肥。

2. 壓力管理。要多見朋友，考慮參加政府舉辦的各種興趣班，多做戶外活動，改變對自己、對世界的看法，最危險的行為之一，是把自己關起來做「孤獨老人」。

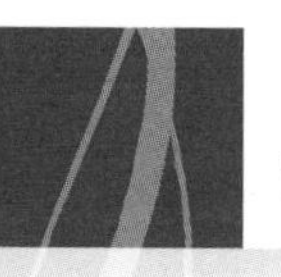

為你拼命的殺手

現在談談身體另外一位貴人——免疫系統的自然殺手細胞 NK 細胞（Natural Killer Cell）。

我們身體有所謂白血球，在免疫系統中負責消除受感染的細胞或癌變細胞，其中最有名的勇士稱為 T 細胞。我們也打過防疫針，內裏有已經死去的細胞病原體，T 細胞從這個渠道點了病原體的相，以後一發現就衝上去打。

可是，NK 細胞可以在未見過、未接觸過病原體的情況下，只要任何病原體出現，第一時間衝上去，直接碾壓摧毀受感染的細胞或癌變細胞。因為這個非凡的效率，NK 細胞在早期抵禦感染或腫瘤增長發揮至關重要的作用，還沒有等病原體擴散，NK 細胞已經先發制人，通過無比複雜但非常迅速的生化反應，能夠摧毀超過 60% 以上目標細胞，是我們身體免疫防禦的第一道屏障，剩餘的病原體就留給 T 細胞等白血球收拾。

NK 細胞隸屬於先天免疫系統，通常在感染後的最初幾天內會被激活；T 細胞和其他白血球屬於後天免疫系統，T 細胞主要負責在感染後的 1-2 週內對病原體進行精準打擊，而其他白血球則生成抗體，抵抗未來可能再次出現的相同病原體。

如何提升 NK 細胞的功能？

不是通過吃藥，不是通過巫術，所有要注意的原則細節都與提升粒線體的方法一樣！此外，還提供一個參考資料——維他命 C 和維他命 D 能顯著提升 NK 細胞的活性。書中另有文章闡述維他命 C 對抗腫瘤的強大作用，不過只通過口服已不足夠，需要通過醫生從血管注射維他命 C；維他命 C 還能促進 NK 細胞的增殖與功能；維他命 D 促進 NK 細胞的成熟和激活。一項研究表明，經過 4 週維他命 D 補充後，受試者的 NK 細胞活性提高了 30%，如加上曬太陽，效果會更好。

糾正生活方式，提升生活品質，加上吃對了，喝對了，相等於支持免疫功能持續健康強大。

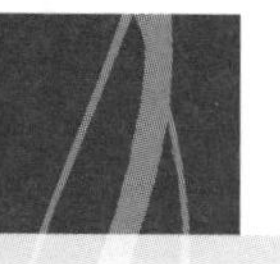

大便有血，並不是痔瘡

長期臭屁與腸癌到底有沒有關係？

幾年前一位多年的朋友、行家因為腸癌去世了，我經常想起這位朋友。我們曾說起放屁與腸癌的關係，引用了一位中醫的提示：「長期沒有明顯誘因的臭屁，有機會患了惡性腸道腫瘤。」

我從網上查證資料，根據專家的說法，腸癌最明顯的症狀是大便帶血：「大便的表面帶血，顏色多為鮮紅色或暗紅，血量不一定多。」這是腸癌早期最為明顯的症狀之一。腸道中的腫瘤與大便摩擦，極容易出血，特點是血量少，伴有黏液，如果有感染，會出現膿血便。很多患者誤以為痔瘡出血，這是最危險的。痔瘡出血一般為手紙帶血，或滴血，或呈噴射狀出血，大便表面不會有血，如果偶然沾染，也不會長期以來幾乎每次都有血。

我記得當年這位行家曾說過以為是痔瘡出血，由於腸癌的發展過程一般需要5-10年時間，到醫生確診，已經過了漫長的時間。至於長期沒有明顯誘因的臭屁，可能已經到了腸癌的晚期。

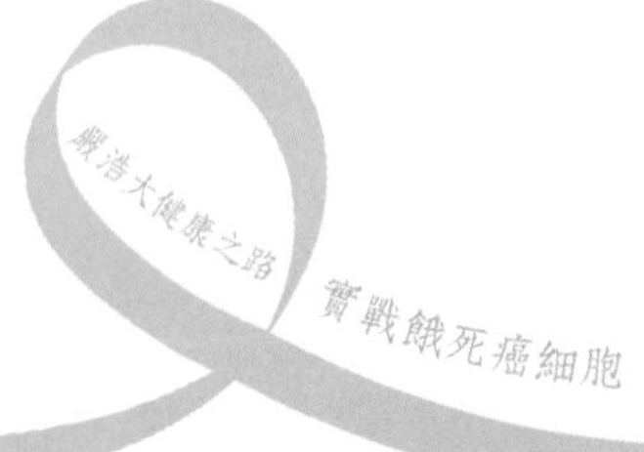

我這位行家朋友和大部分得腸癌的患者一樣，飲食並不規律，習慣吃外賣、經常在外吃飯、肉多菜少、平時很少走動，回家後喜歡攤在梳化上。

話說回來，去年一位素食朋友也因為腸癌去世，他的主要食物是麵包、飯、麵、芝士、奶製品、甜品，嚴重缺少纖維。缺少纖維引致腸道蠕動力減少，是腸癌的重要起因之一。

以下是腸癌的早期信號：

1. 在短時間內出現無明顯誘因（並非飲食或着涼引起）的大便次數增多，有排便不盡的感覺，或者交替出現便秘和腹瀉的情況；如果有這樣的情況，請留意腹瀉是否帶有黏液。

2. 左下腹間歇性隱痛，到了晚期變為持續性疼痛，陣發性且逐漸加重；若腫瘤位於肛門附近，還可表現為肛門痛。

3. 可能大便變形，譬如很細小，或者扁。

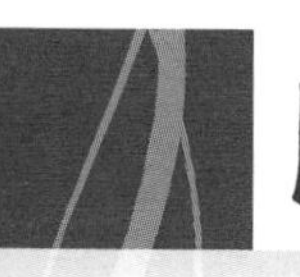

腸癌與益生菌

大腸癌是因為吃肉多、吃蔬果少。大便出血被混淆為痔瘡爆裂，一位名電影剪輯師與我斷續共事30年，後來得大腸癌，走了，他長期大便有血但以為是痔瘡。另外一位好朋友的女婿患嚴重大腸瘜肉，是腸癌的先兆，他才剛做第二任爸爸，也是絕對的食肉獸。隨便數一數，包括我的老同學、我身邊的人已有兩個患大腸癌，一個有大腸瘜肉。

防癌要注意飲食，注意排毒，從可以每天順利上廁所開始。又另外一位老同學腸子的腫瘤大到快要完全堵塞腸道，以致要靠醫院放大便。我建議她做ECM排毒食療加布緯食療，結果，她兩天後可以自己排便。ECM排毒食療包括ECM葉綠素粉、Rayobase酸鹼調節劑、有四種功能的歐洲益生菌與蒜頭水。

四種功能的歐洲益生菌，分別用A、B、C、D四個字母做開頭，要用C（Clinica）字頭開始的，這一款適合已得病的腸道及曾服用抗生素的人群。A（Active）適合大便經常不成形；B（Basic）適合經常便秘；D（Daily）適合一時便秘

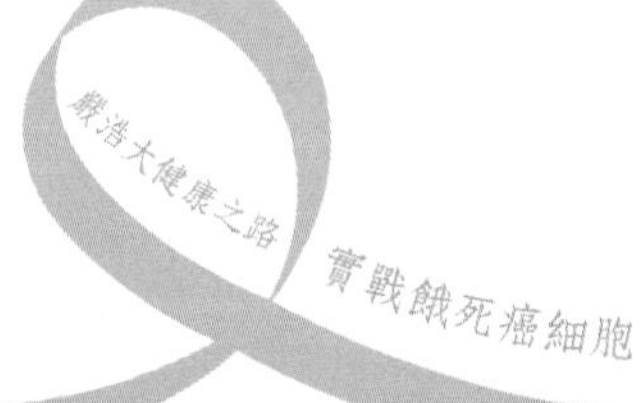

一時不成形、一去旅行就便秘。可以按自己的需要與C交替用。服用益生菌後如果腸道已有病，有病的地方會痛，這是好的反應，幾天後或者幾個星期後痛逐漸消失，而腸道也健康起來（建議在醫生監護下進行）。同時服用布緯食療很重要。

以上建議也很適合養生保健人群，要知道最高的醫術叫「治未病」，是我們共同努力的方向。

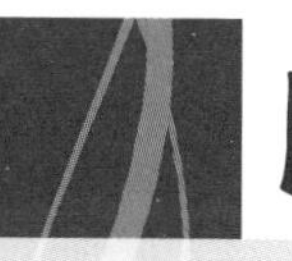

腸癌的距離越來越近

一位從小認識的老同學，突然來電說得了腸癌，連帶肝和肺都有癌細胞。根據 2022 年統計，大腸癌在香港的致命癌症中排名第二位，導致 2,270 人死亡，佔癌症死亡總數的 15.4%。按性別劃分每 10 萬人口計算的大腸癌死亡率分別為男性的 38.5% 及女性的 24.5%。而按每 10 萬標準人口計算的年齡標準化死亡率則分別為男性的 16.2% 及女性的 9.6%。

老同學本來有眩暈症，後來服用我書中的食療「天麻燉雞蛋」好了，理應對食療有信心，我建議她趁醫院還沒排期做手術，立即做 ECM 排毒食療加布緯食療，但這次事情來得太急又太大，她在猶豫間已進了醫院放大便。從醫院出來後，她開始服用 ECM 排毒食療加布緯食療，我叮嚀她戒肉戒糖、多吃蔬果，她抗拒道：「戒糖可以，反正因為糖尿病醫生已不讓我吃糖，但醫生說腸的腫瘤很大，快要完全堵塞腸道，如果吃菜，纖維會把剩餘的空間都堵塞，所以說不可以食菜！」

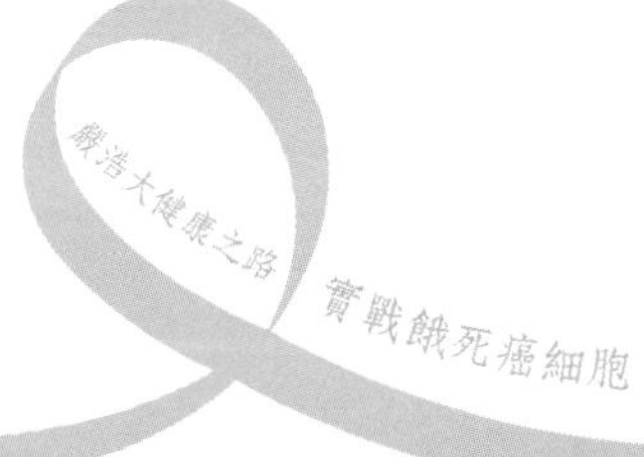

我不想加重她的壓力，所以不想反駁這些反自然的論點，但希望她不要吃紅肉，只要她肯開始 ECM 加上布緯食療，身體一定會有反應。

幾天後我問她情況，她說服用食療兩天後已可以自己排便，這是一個大好反應。

我常說上帝的藥廚中，一定有改善自己子民健康的天然食物，食療有效，是因為借用自然的能量，以啟動人體的自癒功能，可以預防也可以改善。她的內臟充滿廢物，負責排毒的任脈嚴重堵塞，後來她還是主動問我：「應該吃甚麼蔬菜好？」

我很安慰，最少她相信身體的感覺，且已完全戒了肉。

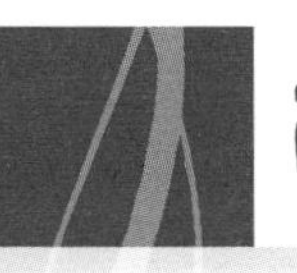

改善大腸癌的新窗口

腸道環境好比原始森林，好菌與壞菌生死大戰，從一個人出生的一刻鬥到最後一口氣，但作為身體的「主人」，一輩子都不知情。

惡菌增加了患大腸癌的風險，每年全球有 140 萬人患上大腸癌，在香港大腸癌是第二號殺手，2022 年的死亡個案達 2,270 宗。在這些統計數字中，有五個是我認識的人，甚至是我的好朋友！

大腸癌明顯是腸道健康出了問題。我曾在專欄報道過，在 2016 年「食療主義」的 ProBion 瑞典益生菌通過了瑞典哥德堡大學的臨床研究。ProBion 瑞典益生菌，可能是全球唯一有臨床實證的商業性益生菌，確保益菌直達大腸發揮強大功效，與其他方式生產的益生菌有基本上的不一樣。益生菌是活體，進入身體後，與所有食物一樣，會經歷強烈的胃酸和膽酸的消化過程，進入腸道後已經九死一生，但這種瑞典益生菌，通過專利的製造工藝，只在腸道中消化，這樣就保證了療效。

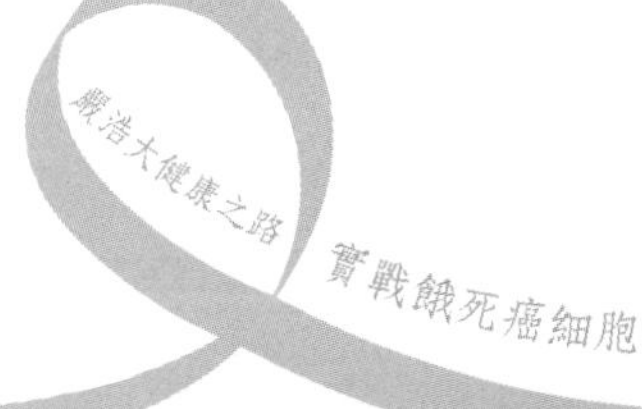

ProBion 益生菌按照不同人的腸道狀況有四種選擇，其中 C 字頭配方的叫 Clinica，15 名需要在兩個月內動手術的大腸癌病人，參加了這項使用 C 字頭益生菌的臨床研究，分兩次從腸道黏膜、腫瘤以及糞便抽取活檢樣本，第一次是在照腸時，第二次是在切除腫瘤手術時。

在等候做手術期間，8 名病人每天服食兩粒 C 字頭片劑益生菌（含乳雙岐桿菌 *Bifidobacterium lactis* 70-80% 和嗜酸乳桿菌 *Lactobacillus acidhilus* 20-30%）；而控制組中的 7 名則沒有服用益生菌。

結果，服用了益生菌的病人糞便裏大幅減少了大腸癌的惡菌，而且腸道裏增加了幾種對抗癌、抗炎有效的益菌。結論是——某些益生菌對大腸癌有療效，也證明我們的益生菌功效直達大腸！

ProBion 益生菌分別針對四種腸道狀況：

1. Active 適宜蠕動較快的腸道，譬如經常拉肚子；
2. Basic 適宜蠕動較緩慢的腸道，譬如便秘；
3. Clinica 適宜消化長期失調，譬如腸激症，有時便秘有時又拉肚子；

4. Daily 適合一般保持腸道菌叢平衡。

腸道健康是為身體升溫的重要基礎。體溫在腸道健康出現問題的時候也會急促改變，如果是急症，通常體溫會急促下降，長期體溫偏低的人，大部分腸道都可能不健康，有排便的問題。

是誰令她腸癌四期？

腸癌無法大便，服食葉綠素排毒粉後，3 天就可以自己排便！

在寫這篇文章的時候，我禁不住想起一位老同學，她患腸癌 1 年，無法大便，要定期去醫院通大便。服食了葉綠素排毒粉以及益生菌後，3 天就可以自己排便。她也開始服用布緯食療，身體的反應也很正面。可惜不久後，中醫要她停止服用布緯食療，她也去了醫院做手術。

手術後，她一直用中藥調理，大家以為她已經好轉。到了上個星期，醫生告訴她腸癌已經四期，癌轉移至肝臟，如果不立即化療，只有 5 年。旁邊另一位老同學說，她的弟弟也因為癌症走了，化療前說有 5 年，但化療後只有 2 年。

老同學很希望再次服食布緯食療，我請她先去做一個生物共振測試。測試的結果，不但對很多食物必須戒口，連布緯食療都無法服用，甚至連身體嚴重缺乏的維他命與礦物質也無法補充。測試結果的其中一項顯示她嚴重缺水。原來她平時不愛喝水，水是排毒的重要工具，大腸是排毒的重用器官，而肝臟是解毒的主要內臟。如果長期缺水，大腸和肝臟都無法排毒，怎可能不得病？肝臟和大腸都是排毒器官，不時有大腸癌會轉移到肝臟，長期缺水難道不是其中一個原因嗎？

身體的細胞根據以下途徑將廢物排除——細胞所產生的代謝廢物、淋巴管、靜脈、心臟、動脈、肝腎、大便小便排出體外。這個過程如果沒有水，如何清理？

我請老同學馬上按照每天 8 杯水的標準作為治療基礎，同時安排她做生物共振能量平衡，希望儘快把她的體質提升到可以開始食療的水平。

食療無副作用，但如果我們對養生沒有一點常識，有可能連服用食療的條件也沒有。不要再浪費時間！中醫與食療也沒有衝突，請業者三思。

乳癌病患增多

大部分癌症都與壓力及情緒影響有關，例如乳房、胃、肝及前列腺。

「剛剛於 7 月尾開始食十穀米，還於 8 月頭開始了兩日油拔法，怎料不久後就被發現患上了乳癌，還擴散了去骨。時間上真是太快（由 8 月中至今天證實短短三星期），我真是有點不太相信，本人只是 35 歲，還打算今年結婚，預備明年生小孩。人生往後的日子已經不同了。還有一絲希望，不知是否還可以繼續食十穀米及油拔法？會否令癌細胞加速？你的讀者 mimi。」

油拔法幫助身體恢復，不會令癌細胞加速生長。十穀米更加只會讓癌細胞餓死。一位自然療法醫師告訴我，説近來乳癌病患突然增多，而且很多是老師。有一位老師兩個月以前才做過檢查，沒有癌症。在這之後，她被校長當着眾人罵了兩個小時，後來再去做檢查，已經證實患了乳癌。大部分癌症都是與壓力和情緒有關，老師很難做，前面是家長，後面是校長，面前是學生，壓力是不為人知的。

不要以為只有女人才有乳癌，男人一樣會患乳癌。乳房、胃、前列腺、肝，這幾個部位特別容易受壓力和情緒影響。

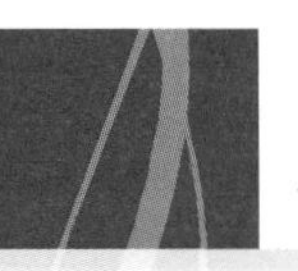

男人也會有乳癌

這個事實，對我們男人好比是晴天霹靂。專家說，每 150 到 200 個乳癌患者中，便有一個男性，好發於 40-60 歲。

男人通常等到腫瘤超過 2 公分後才意識到問題，這時已是接近二期的惡瘤。所以，男人不要只想摸別人的乳房，還經常要「自摸」，這個不幸的事實既叫人難過，又十分尷尬；據說有男人發現自己得了乳癌以後，去醫院拿藥，竟然說是替老婆拿的。

正常來說，60-70 歲是男性乳癌的發作期，共通點是「摸到乳頭或胸部有硬塊」，男人大概從來沒有想過自己會有「乳暈、乳頭」，但各位好漢們，如果一旦發現自己的乳暈下有不痛的腫塊、乳頭凹陷、腋下淋巴腺腫大，要趕緊就醫。專家說，造成男性乳癌的原因，是酗酒、肝病、睾丸異常、乳房曾經受傷、曾經受輻射、乳頭有異樣分泌物、荷爾蒙失常等。60 歲以後的男人，女性荷爾蒙逐漸多於男性荷爾蒙，有可能刺激乳腺，出現如錢幣大小的腫塊，那是皮脂腺發炎，幾個月之後會消失。

核桃減少乳癌發生率

美國馬歇爾大學（Marshall University）的伊蓮博士（Elaine Hardman）做了一個很有趣的實驗，她本來想證實，得了癌症是可靠飲食改善的，結果她發現了核桃可以防止乳癌。

伊蓮博士將乳癌基因植入老鼠，讓老鼠有罹患乳癌的機會，然後再將老鼠分成兩組，一組餵食核桃，一組則沒有；結果發現吃了核桃的老鼠，竟然半數以上沒有罹患乳癌。

專家說，癌症是可以被改變的，如果改變飲食習慣與生活模式，可以預防三至六成的癌症。核桃不只可以防乳癌，當中的維他命 B_{17}，還可以防止和治療其他的癌症；簡單的說，B_{17} 可以餓死癌細胞。女性每天攝入大概 5 個核桃，能夠有效降低乳腺癌的發病率。

不能把核桃當飯吃，除了核桃，還要吃全穀食物，包括糙米、全麥、燕麥、粟米、蕎麥、黑米等，我們家經常吃黑米，很香，這種全穀食物蘊含豐富維他命 B_{17}。專家還說：「少吃肉食，多運動，按時睡眠，保持快樂心情，避免吃有激素的水果和蔬菜，可以幫助我們遠離乳腺癌。」其實這樣的生活方式，可以幫助大部分人遠離一切癌症。

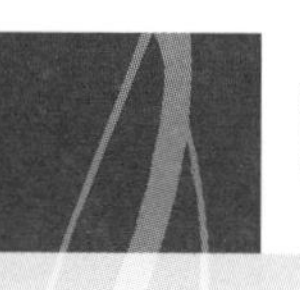

乳癌食物 YES/NO

讀者中有很多乳癌患者都很年輕，有些才不到 30 歲，原來這個現象很普遍。

從台灣的網站得知：「台北長庚外科主任陳訓徹表示，門診裏年輕的乳癌病患不少，統計小於 35 歲的佔 7%，小於 40 歲的佔 16%。」這是甚麼原因呢？一來是飲食。

資料説：「吃多了高熱量高脂肪的食物，會促進女性荷爾蒙的分泌……有些中年女性喜歡蜂皇乳，或是豐胸產品，有醫師臨床還看到有 30 多歲的女性，因為又吃又打胎盤素，年紀輕就死於乳癌。胎盤素等含高量動物性雌激素的食品，很容易引起乳房病變……酒精會促進荷爾蒙的分泌與活性，每天攝取兩份以上，會增加乳癌的發生率。」

吃補品要慎重，補品強調了某一種營養，好比一個偏激專橫的組織，人多勢眾以後必然會引起整體失衡。布緯食療不是補品，這不可不知。乳癌與壓力也有直接的關係，患者中有很多從事老師與金融行業。

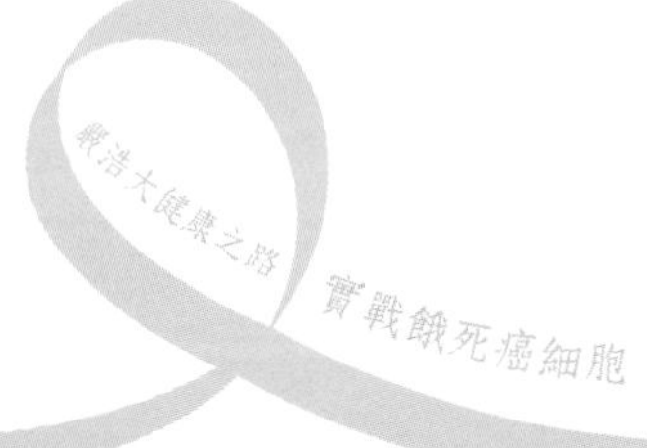

以下三種食物，男女應該經常吃，但請記得，不要一次吃很多。西方研究人員不止一次發現，這些食物的茄紅素可以預防乳癌、子宮頸癌、前列腺癌、結腸癌與心臟病，其中以預防乳癌的效果特別顯著。

1. 番茄，需要用油輕輕先炒一下，才吃到其中的茄紅素。
2. 紅肉西柚（red grapefruit）。
3. 西瓜（容易拉肚子的人不適合吃西瓜）。

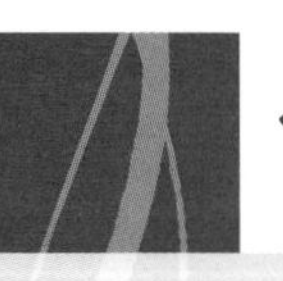

食用油的真實個案

以下是一個真實的個案，內容有關我們廚房的食用油，很恐怖。

我曾經在專欄中刊登一封讀者來信，文章的名字叫「布緯食療治舌癌」，來信的是王小姐，文中說：「我的母親確診為舌癌，偶然的機會，我讀到嚴浩先生寫的布緯食療法……在沒有吃布緯食療之前，母親的嘴裏每天都流出黏液，舌頭很痛。自從開始布緯食療，黏液開始逐漸減少。她還每天做油拔法一至二次。為了堅持布緯食療，今年3月我將母親接來香港（按：之前老太太住在內地）……3個月後，醫生說她的舌頭上的腫瘤比剛來香港時小了很多，幾乎看不出長了東西……」我後來才知道，老太太在香港的時候，幾乎被食用油害得眼睛都瞎了。

王小姐是第一批採用布緯食療的讀者，她的媽媽患有舌癌，住在北京，由於內地無法買到做布緯的材料，王小姐很快將母親接來香港，住了2個月，眼看着母親服用布緯食療後舌癌被治好，她成了第一個分享布緯食療醫治癌症的讀者。後來從王小姐那裏還聽到這樣的故事——

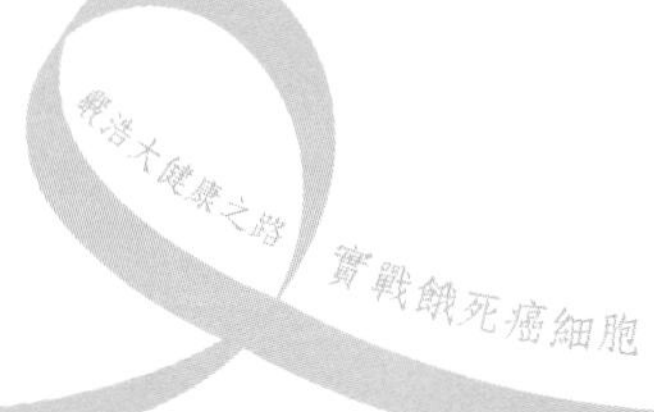

王小姐將母親從北京接來香港治療期間，有人送她一瓶烹飪用的煮食油，這種油在香港超市隨便買到，送給王小姐的原因，這種油剛好做推廣，買一送一。王小姐用這種油每天炒菜用，但用的分量比平時稍多一些，因為她想快些用完。過了大約一個星期，她母親說眼睛有些發矇，當時估計是老年人休息不好的緣故，沒有太在意。

兩個星期後，王小姐的眼睛也開始發矇了，用眼藥水也不見起色。再過一星期，王小姐脖子後面的皮膚發癢，幾天後腫起半個手掌大凸起的塊狀。皮膚科醫生開了藥膏，擦的時候有效，不擦又開始發癢發腫，這個情況維持到那瓶油終於用完，她偶然在報上看到服用這種油會出現的問題，症狀和她的一模一樣，才聯想起來。

服食精煉油有可能引起嚴重的慢性病，包括腦退化等的危險，遇上其中最劣質的，情況不比地溝油好。一位在製油工業任職的朋友說；「現在的食用油都是石油工業的副產品。」他沒有再說下去，但足夠說明很多問題了。化學浸出法是用化工原理提出油脂，這種油叫「精煉」，英文稱為 Refined。買油前先讀標籤，如果標明「精煉 Refined」，馬上放下不要。

布緯博士作為世界頂尖的油脂和脂肪專家，是她第一個從研究中證實——癌症是人們長期服用精煉油的結果。

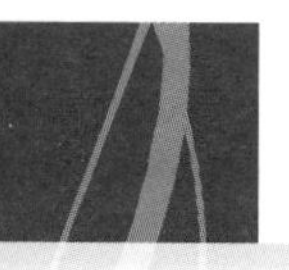

不能想像的精煉油提取法

王小姐和她母親眼睛發矇，她脖子後面也皮膚發癢並腫脹，究竟和食用精煉油有多大的因果關係？可能無法科學性地證實，但自從煮食油50年代開始工業化，變成大部分都是精煉油後，世界人口日益出現癡肥現象，慢性病亦直線上升，這都是無可置疑的事實。

到底甚麼是精煉油？

植物油的製取一般有兩種方法——物理壓榨法和化學浸出法。壓榨法是傳統的榨油法，通常用於橄欖、椰子、牛油果等真正的「果」。

但像大豆、葵花籽、粟米、葡萄籽等種籽，要壓榨出大量的油並不容易，經濟效率十分低；所以發明了化學浸出法(Solvent extraction)，即用化工原理提出油脂，以獲得最高的出油率。方法大體如下：先將壓碎的種籽高溫浸泡於己烷溶劑，再將溶劑蒸發掉。這時，種籽油的脂肪酸已被高溫及化學物徹底破壞了，油質也酸敗了，膠、酸、磷、蠟和各種化學成分混在一起，令初油混濁、酸臭！所以「精煉」的工

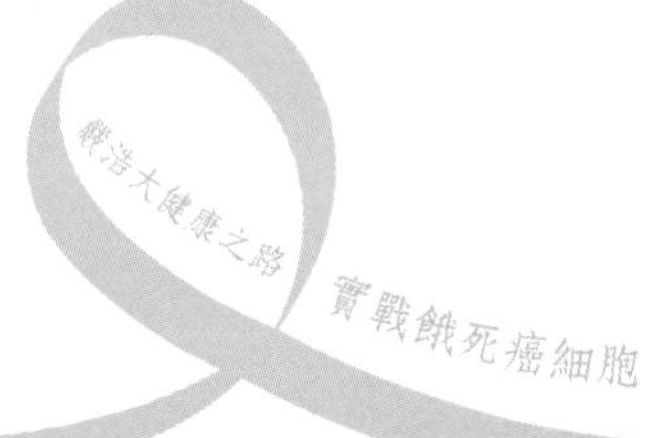

序就來了：

脫膠（Degum）——用水或酸清除楚樹膠磷脂質等；

中和（Neutralize）——用像洗潔精的鹼性物質去除對人體有害的游離脂肪酸；

漂白（Bleach）——用漂白物質不但脫色，最重要是去除剛才用的鹼性物質；

除臭（Deodorize）——再以高溫去除剛才那一大堆氧化造成的揮發性化合物；

過濾（Filter）——去除殘餘顆粒或物質。

以上的步驟是精煉必需的，有些油還另外需要：

防凍（Winterize）——將油冷卻以沉澱出蠟，和其他可能在較低溫度下會令油渾濁的化合物；

穩定（Stabilize）——添加抗氧化劑來延長保質期，特別是如果油在生產後不會很快消耗掉的話。

試想，經過這些工業性化學工序蹂躪，精煉油還有營養價值和本身的風味嗎？這些精煉油除了有微量化學物殘留之外，更糟糕的是他們根本就是對健康沒有益處的食油選擇，主要原因有兩個：

1. 高 Omega-6 含量：超級市場買到的煮食油大部分是精煉的大豆、葵花籽、粟米、葡萄籽油，都是相對含有最多多元不飽和脂肪酸（PUFA）中的 Omega-6，雖然 Omega-6 是必需脂肪酸，但這種脂肪普遍存在於加工精煉食物中，我們已經吃得太多，攝取太多 Omega-6 而太少 Omega-3，身體會增加炎症，須知 Omega-3 減低炎症，而 Omega-6 促進炎症。

2. 氧化和穩定性：種籽油中的多元不飽和脂肪（PUFA）另一個缺點是容易氧化，儲存時會氧化，加熱時更容易氧化產生自由基等有害物質。氧化脂質可損害細胞，導致各種的慢性疾病。

到底有沒有健康油？！

既然市面充斥精煉油，究竟我們如何選擇食用油，有否真正健康的食用油？

千里尋油記

2024年底，我和「食療主義」團隊為了找到傳說中的頂級食用油——山茶油（又叫茶籽油），特意遠赴湖南。山茶樹超過九成生長在中國，到湖南的原因有二：一來，在這片遠離市區的山林裏，有一個叫「大三湘」的山茶油生產團隊，用先進的科技結合鍊油工藝，製成可安心食用的山茶油；二來，我們「食療主義」團隊每次認準了新產品，不會只相信對方宣傳，一定尋根究底，要看他們的理念和運作，認識背後的人物，了解公司的文化。我們參觀了對方的基地，他們從育苗、植樹，以至潔淨茶籽、篩選、壓榨、冷提、過濾，都以創新技術進行，我們把果園、茶花、茶果、茶籽、育苗基地、製油的廠房等都看了個遍，在我們的心目中，這個團隊是一家循天道、特別重視科研的良心公司。我們在這家茶油莊園過了一夜。

比較橄欖油，橄欖樹根據不同品種，連育苗到收成是3-7

年，山茶樹連育苗到成長達10年，然後從花苞至果籽熟成的週期長達13個月（橄欖油是7個月），「抱子懷胎十三月，同枝共茂一樹香」，自然界獨它無二，時已隆冬，我們卻有幸目睹一棵茶樹上同時有花又結果。

山茶果籽吸盡達五季日月精華，雖然有多種營養潛力，關鍵還是必須採取低溫提取技術才可以保存它的活性成分；在這方面，這個團隊經過多年致力研究，發明低溫提取專利技術，保存養分而不殘留雜質，設有GMP生產規模及HACCP食物安全管理，持有歐盟及中國雙重有機認證，除了獲頒多項發明專利和國家獎項，亦為國內外茶籽製油科技開創了革命性的領域和標準。

山茶油本身煙點高，適合高溫煎炒，這個品牌煙點高達230℃。中國人食用山茶油歷史已經超過二千多年，甚至在古代醫書上亦屢有記載它的功效，例如《本草綱目拾遺》曾指「茶油可潤腸，清胃，解毒殺菌」，「大三湘」團隊有使命感，在古人的研究上更推上一層，團隊生產了煮食用的「濃香型山茶油」之後，更利用現代科技「鮮榨冷提」原創得獎技術，發明一種生喝的「鮮榨山茶油」，是市面上從未見過的純茶

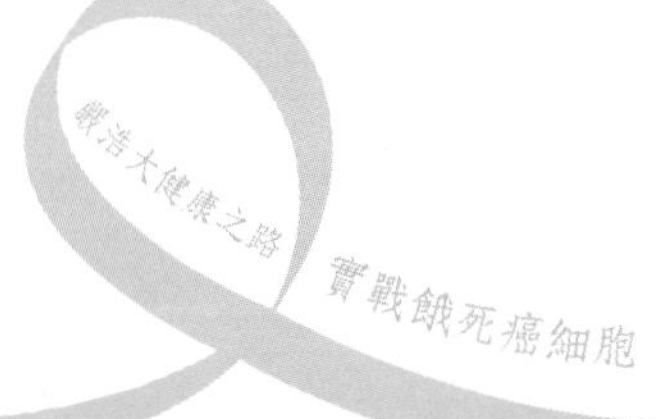

籽油營養補充品，在採摘有機山茶果後，在最多 6 小時的時限內，完成清洗、脫殼、將鮮茶籽榨成果漿、再以 4℃低溫萃取純淨茶油，最大程度保留了茶籽油中角鯊烯、甾醇、茶多酚、山茶皂苷、維他命 E 等五大活性營養成分。「大三湘」負責人袁純香女士介紹這款鮮榨山茶油可以保護口腔、食道和腸胃黏膜，以及預防及改善胃潰瘍。

科學講究數據

我們的團隊從網上竟然找到重要佐證資料，2023 年 3 月，網上的 Oil Crop Science 第八卷，第一期，第 61-71 頁發表了基礎在「大三湘」山茶油產品的科研報告，這是一家與國際接軌的科研刊物，所有報告都以英文發表，是世界上最大、最有影響力的研究數據庫，並以 Open Access（開放獲取）形式，上載於 Science Direct 平台。（原文：https://www.sciencedirect.com/science/article/pii/S2096242823000131）

這個報告在證實山茶油不會額外增加體內脂肪的基礎上，確認山茶油改善胃潰瘍功效顯著。並非抽煙、或者酒過量才引起胃潰瘍，長期壓力、憂鬱，都會引起胃潰瘍，之前可能先見胃熱、胃酸倒流、膽汁分泌失常等消化系統失常，引起症狀包括心悸（陣發性心率加速，可能被誤診為冠心病）、患者右上腹經常脹痛、一生氣症狀更明顯、右邊肋骨定點刺痛、經常嗝氣、放屁、右肩膀以及右後背肩胛骨也會痛。這些症狀在工作、生活壓力大、做事特別認真的人身上都比較常見。我自己近年慢性膽囊炎復發，右邊肋骨定點刺痛，發現這種「鮮榨山茶油」之後，在早餐時候，用 2-3 茶匙加入食物中，稍後，本來的肋骨痛點突然再痛一下，飯後不久，放了一個很長的屁，痛點便消失。山茶油提升腸道健康，等於為益生菌提供有利生存環境，也就提升了免疫力，強化身體抗癌機制。

同樣在 Science Direct 平台上，還有「山茶油的生物活性物質及其療效潛力的概述」(Bioactive substances and therapeutic potential of camellia oil: an overview），以及「山茶油療效的藥理學研究」(Pharmacological studies on the therapeutic properties of camellia oil)。根據這些報告，山茶油的健康功效還包括：抗阿茲海默病、調節血脂、抗高血壓、抗哮喘、抗氧化和抗炎、減低肝臟受損、保護胃、改善菌叢平衡。作者們的結論：「本文的目的是概述山茶

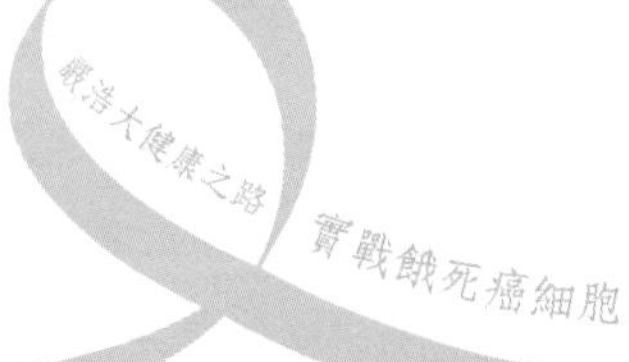

油生物活性物質及其生物醫學應用相關的當前知識狀態，山茶油為藥物開發和健康護理研究，提供了很好的機會。」

根據生產商指引，飲用茶花籽油一天的總量約 22ml（1 湯匙約 15ml）。在患腸胃病或口腔炎症等病期間，應早中晚三餐餐前半小時喝 1 茶匙，約 3ml 鮮果茶油，7 天後症狀緩解改成每天早上一次。每次喝酒前喝約 3ml，可緩解酒精造成的胃黏膜損傷。以後堅持以上空腹生喝鮮果茶油的習慣，是保持腸胃健康的有效方法。重點是不要一次多喝，要持續適量喝，我自己則每天只在早餐用 2-3 茶匙加入食物中。

（註：以上研究文章是根據「大三湘鮮榨山茶油」產品，這種山茶油適合生吃，如做沙律油拌入食物中；烹調則使用「濃香型山茶油」。）

教你做「蒜味鮮榨山茶油」：

1. 準備一瓶「大三湘鮮榨山茶油」。
2. 蒜頭 5-6 瓣磨成蓉，室溫放置 2 小時（變成綠色是正常的），大蒜通過氧化作用分解大蒜素，可以抗癌、預防大腦退化、改善關節炎、強化免疫力、調整自律神經等。

3. 將蒜蓉混入山茶油，置放室溫最少 7 天，然後使用茶隔過濾。

支持抗癌的日常食油

花了很多篇幅講山茶油，因為山茶油對大眾來說比較陌生，但我們每天離不開煮食油，食油的安全對提升免疫又有關鍵性作用。除了山茶油，安全的煮食油還有初榨椰子油。椰子油長期被妖魔化，始於 1960 年代食油商為了推銷化學精煉油，這個「誤會」一直延續到近年才被逐漸平反，世人也發現椰子油中的抗癌物質——月桂酸。

根據網站 healthylifetricks，大腸直腸癌是最常見的癌症之一，一項由澳洲阿德雷得大學進行的研究證實，使用月桂酸治療才兩天，已經消除將近 93% 大腸直腸癌細胞，椰子油中月桂酸的含量高達 50%，是油類之冠！平時，成年人每天吃 2-3 湯匙椰子油，我自己分三餐混在蔬菜中。如果吃多了拉肚子，就減一些分量。

作為保健，山茶油和椰子油可以隔開吃，或者按照身體需要，過一段時間換一種油。請記得，要常吃，不要一次多吃。

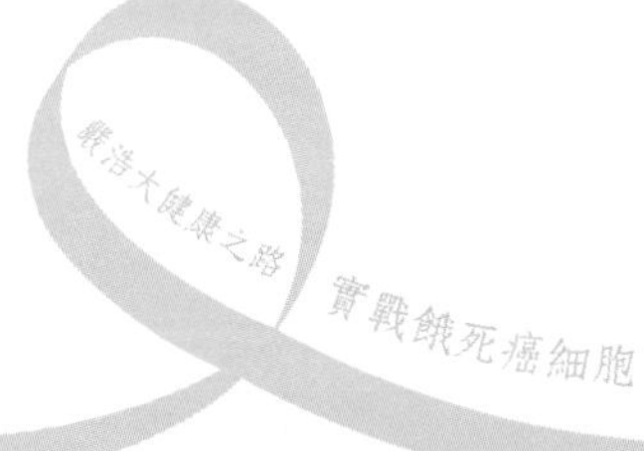

橄欖油也是安全油，但橄欖油市場混亂，要找瓶子上標明「Extra virgin」，這是真正冷榨油，只標明「Cold-pressed」，是混合油。同時，也並非所有的橄欖油都適合中式高溫烹飪。

用油一定要小心，據英國《每日電訊報》報道，用粟米油或葵花籽油煮食，可能導致包括癌症在內的多種疾病。

另外，茶籽油加強膠原蛋白合成，提高細胞外膠原蛋白的含量，塗抹在皮膚上會被迅速吸收。自古以來，茶籽油都是坐月子油，幫助母乳分泌增加，對於新生嬰兒能促進大腦及骨骼生長，促進礦劑的生成和鈣的吸收，幫助產婦身體復原，改善小腹脂肪和妊娠紋。

「食療主義」的大家姐 Lulu 為這組食油文章做了大量資料調研工作，很感謝！

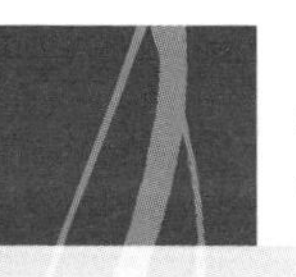

大肚腩致癌症

找到一篇有關癌症的文章，我在專欄一直強調飲食的平衡是健康與康復的基石，這篇文章是從專家的角度再次確認這個現代前沿醫學的發現。

文章如下：「最近，世界癌症研究基金會在北京發佈《食物、營養、身體活動與癌症預防》的報告，這份報告確認了食物、營養、活動與癌症發生的關係，認為膳食結構不合理、身體活動越來越少是導致癌症發病的主要原因。專家認為，這份報告符合我國現實生活的實際，與國人的生活狀況密切相關。世界癌症研究基金會的最新報告有許多驚人的發現——肥胖成為導致癌症的罪魁，報告中最驚人的發現是——研究證實，身體脂肪過多會增加多種癌症的危險性，腰圍每增加 1 英吋，患癌症的風險就增加了 8 倍，二者的關係非常密切，尤其是最常見的直腸癌等。」

腰圍增加 1 英吋，癌症風險增加 8 倍！簡直是驚心動魄。何止是癌症，糖尿病、心臟病、三高等，都和腰圍的增加成正比例，相對來説，腰圍每減少 1 英吋，癌症風險就減少 8 倍，其他慢性病危險也大幅度下降。報告指出，肥胖的殺傷

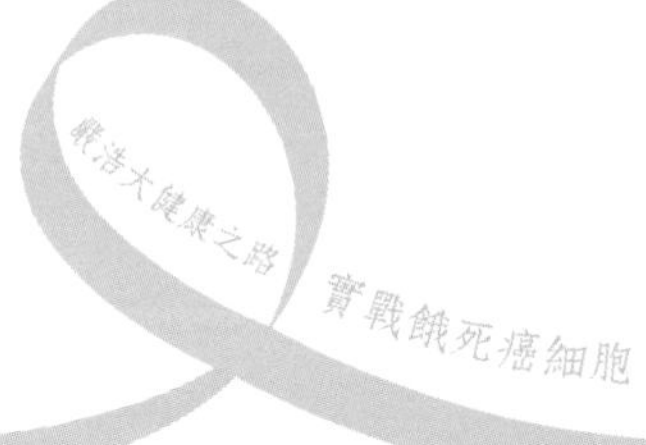

力與香煙是同等的。

「……參與報告的新西蘭營養學教授介紹，除了煙草以外，身體肥胖是特別重要的致癌決定因素，包括結腸癌、乳腺癌、腎癌在內的六種癌症，已經被證實與肥胖有關……」

肥胖有甚麼標準？「關於肥胖的標準，用目前使用廣泛的身體質量指數（BMI）來測算，即體重除以身高的平方。如果在 18.5 至 24.99 範圍內，可以說是正常。但對於不同國家、不同人群，這個指數標準也有差異。對於亞洲國家居民來說，指數上限還要降低，23 就已經達到了臨界點。對於普通人來說，這個指數愈大患癌症的風險就愈大。」

這個推算的方法是這樣的：如果 BMI 要求在 18.5 至 24.99 範圍，如果一個人重 100 公斤，他要身高到 220 公分，BMI 才是 20.6，在標準範圍之內。

通常計算 BMI 先知道這個人的身高，然後算出他應該有多重。比如身高 160 公分，如果體重 48 公斤，BMI 是 18.7；如果體重 62 公斤，BMI 是 24.2，所以應該將體重控制在 48 至 62 公斤之間。

下面是一個直接輸入身高和體重，然後計算 BMI 的網站，請參考：https://www21.ha.org.hk/smartpatient/MiniSites/zh-HK/bmi/BMI-Calculator/

此外，市面上還有家用體重秤可以直接算出 BMI。

怎樣減少癌症？

「增加運動可以減少結腸癌、直腸癌的發生，並可能減少乳腺癌和子宮內膜癌的發生；因此，避免肥胖、控制體重和多運動成為最主要的防癌措施。」運動可以減少一切癌症的發生。

在《食物、營養、身體活動與癌症預防》報告中，中國工程院院士、中國疾病控制中心營養與食品安全研究所陳君石研究員指出：「隨着國民經濟快速發展而發生人們生活方式的改變，包括吸煙和飲酒的增加，動物性食物和油脂增加，加上身體活動量減少，導致超重和肥胖；而身體脂肪過多則是多種癌症的主要危險因素。」

他說：「身體中少量的多餘脂肪都可能增加癌症的危險！」身體少量的多餘脂肪都可能增加癌症的危險，這又是一個驚人的發現。

但也有令人鼓舞的研究資料：「好消息是——很少的體重降低也能夠減少這種危險。因此，報告建議人們每天至少進行30分鐘中度身體活動（相當於快走），這不僅僅因為活動有助於保持健康體重，有證據表明，體力活動可以減少癌症風險。這種活動不單指專門的運動健身，也包括日常活動，如騎自行車、爬樓梯等等，這些人們生活中的一部分，都是積極防癌的重要一環。每天 30 分鐘的活動量，也是一個最低限度的要求，隨着身體適應能力增加，應該做到每天 60 分鐘（或以上）中度身體活動，或 30 分鐘以上的重度身體活動。」日常活動也包括做家務，不可不知。只要堅持，一定越來越健康。

此外，做些負重的運動，不論是美男、美女，或是公公、婆婆，都需要肌肉，從 70 歲開始鍛鍊都有效，肌肉與新陳代謝有直接的關係，肌肉發達者更健康。

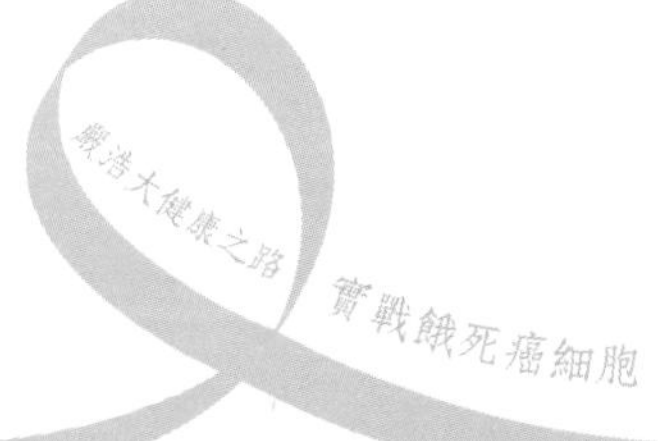

蔬菜是抗癌明星

《食物、營養、身體活動與癌症預防》報告指出，以下三類食物多多益善——椰菜花、西蘭花、椰菜；高纖維食物；富含維他命D和鈣質食物。

第一種——椰菜花、西蘭花及椰菜，這些蔬菜都是抗癌明星。

容易氣漲的人少吃西蘭花。椰菜花（cauliflower）不是椰菜（cabbage），椰菜也叫捲心菜、高麗菜、洋白菜，屬於十字花科，有多種顏色，白、紫、綠都有，都是優質的蔬菜；白色椰菜是韓國用作泡菜那種。

「美國奧克蘭市凱賽醫療中心流行病學副主管勞倫斯·庫什博士表示，多項研究顯示，十字花科蔬菜可以減低患直腸癌、肺癌和胃癌的危險，專家認為，椰菜等蔬菜含有啟動人體內天然的解毒酶的化學物質。密西根州大學研究顯示，在患乳腺癌的概率上，1週吃三份以上生的或稍微煮一下椰菜的人，比那些1週只吃一份半甚至更少的人患癌症的危險低了72%。」

第二種——高纖維食物。

「膳食纖維不僅能夠促進腸道蠕動，還對女性乳房有益。瑞典研究人員跟蹤調查 6 萬多名女子，發現每天吃四份半纖維較多的全穀類食物的人，患結腸癌的概率降低了 35%。粗糧中不僅膳食纖維含量高，還可以清理兩種與乳腺癌有關的激素——雌激素和胰島素多餘部分。」

全穀類食物、粗糧就是我們常說的十穀米，當然，兩穀米也可以，三穀米也可以，單一種粗糧，譬如糙米也可以。有胃病、腎病的人最好用一半粗糧混入一半白米吃。煮粗糧之前必須用熱水最少浸泡 2 小時，或者冷水泡一個晚上也可以，粗糧比白米需要更多水分，煮的時候也要多放水。最好吃的粗糧飯，比如十穀米，煮好後的飯其軟度好像吃糭子般香軟。

第三種——富含維他命 D 和鈣質食物。

「維他命 D 和鈣的結合，有保護乳房和結腸作用。維他命 D 和鈣能抑制激素的影響，在早期避開乳腺癌。」

維他命 D 大量存在於陽光之中，要補鈣需要曬太陽，太陽中天然的維他命 D 幫助吸收鈣質。不過單靠太陽可能不夠，不當曬太陽也有皮膚癌的風險，所以也應該適當補充維他命 D。健康是一項工程，工程師是自己，需要經常與身體溝通，譬如洋葱之中含有非常豐富的鈣，不過不適合容易胃氣漲的人；奶製品中含有維他命 D 和鈣，但是喝奶太多反而引起鈣質流失。乳酪比奶較好，用茅屋芝士和冷榨亞麻籽油做成的布緯食療，容易被身體吸收維他命 D 和鈣質。

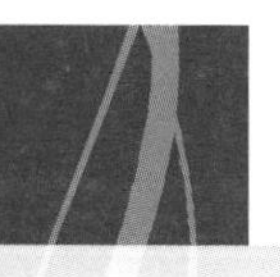

三種食物經常吃

我建議經常進食以下三款食物——番茄、漿果、石榴，有抗氧化、延緩衰老及降低癌症的發生率。

「西紅柿能夠降低罹患胃癌、卵巢癌、胰腺癌和前列腺癌的危險，其所含有的番茄紅素有助於預防細胞受到損害。」西紅柿就是番茄，番茄要吃熟的，而且用油輕輕炒過，其中的茄紅素才被身體吸收。

「漿果這種食物也有抗癌作用，草莓、黑莓和藍莓都富含抗氧化劑，抗氧化劑可以防止細胞受到損害。專家建議，每天吃九份蔬菜和水果，其中包括西紅柿和漿果等等。」

吃布緯食療的時候，在完成攪拌之後，加入 1 茶匙蜂蜜或者深色楓葉糖漿、小半盒用攪拌機打爛的漿果，很好吃。加拿大的深色楓葉糖漿證實有抗癌作用，與蜂蜜替換吃，是避免代謝比較弱的人腸胃不舒服；但不是每一個人都適合吃蜂蜜。

最後一款是石榴，含有非常豐富的抗氧化素，資料顯示：「石榴可延緩衰老，以色列工程技術學院的研究人員發現，石榴

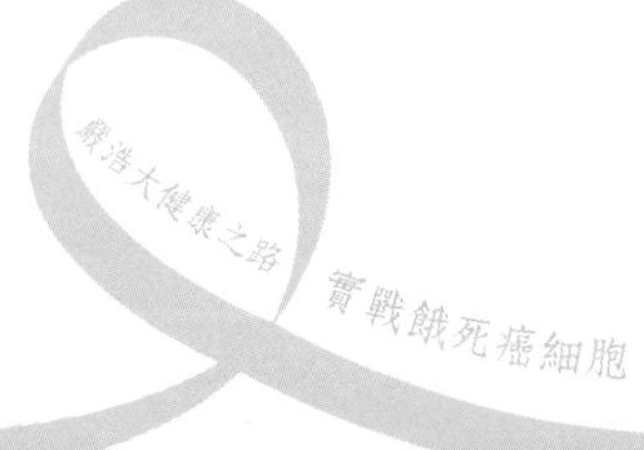

中含有延緩衰老、預防動脈粥樣硬化和減緩癌變進程的高水準抗氧化劑，石榴酒、石榴汁對人體均大有裨益。這項發現首次為石榴的抗氧化和抗炎症功效提出了科學依據。無論是榨取鮮果汁還是發酵後的石榴酒，其類黃酮的含量均超過紅葡萄酒，類黃酮中和人體內誘發疾病與衰老的氧自由基。研究人員同時注意到，從乾石榴種子榨取的多聚不飽和油中石榴酸的含量高達 80%。這是一種非常獨特有效的抗氧化劑，可用以抵抗人體炎症和氧自由基的破壞作用……」

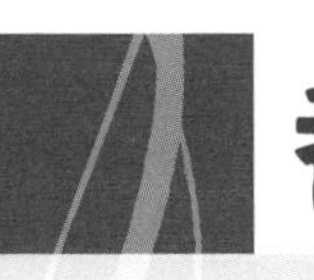

番石榴的好

石榴有兩種，一種是黃、綠色的，稱為番石榴；另一種叫石榴，一大顆的，果肉呈紅色粒粒狀，兩種石榴都有非常高的醫療價值。

香港叫番石榴（原名：*Psidium guajava* L.），台灣稱為芭樂，主要產地是亞洲。另外一種叫石榴（pomegranate），是紅色的，主要產地是國外。番石榴原產於南美洲，N 年前從南美傳至中國大陸南方，大約 300 年前被大陸移民帶來台灣。《全國中草藥匯編》介紹：「番石榴藥用價值高，可防治高血壓、糖尿病，對於肥胖症及腸胃不佳之患者，是最為理想之食用水果。」

吃番石榴主要是吃果肉和皮。番石榴可以止鼻血和牙齦出血，這是因為它含有維他命 B 群，所以推薦給有牙周病的患者。番石榴的維他命 C 是橙的 8 倍，是香蕉、菠蘿、番茄、西瓜的 30-80 倍。番石榴可以防癌抗癌，含有豐富維他命 B。它更是一種天然的鎮靜劑，能夠幫助孩子與大人對抗壓力，減少焦慮和不安的情緒，番石榴可以調整腎上腺荷爾蒙。

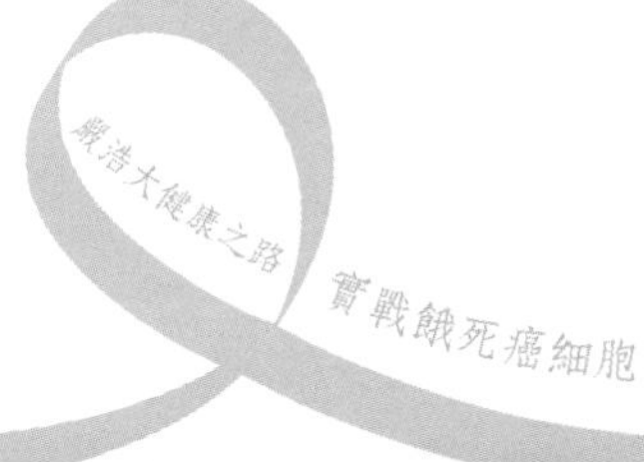

番石榴能加強心臟健康，控制高血壓和膽固醇，同時也可預防腦退化和白內障，這是因為其含有鉀、鎂、磷等礦物質。番石榴種子的鐵含量為熱帶水果之最，但只可以與果肉一起用攪拌機打爛才服用，否則會出現胃痛。番石榴性溫，無毒，適合小兒盜汗與中耳炎，連濕疹止癢都有效。如果多吃後便秘，就要減少食用分量。

番石榴的熱量最低，又容易有飽足感，是減肥食物。

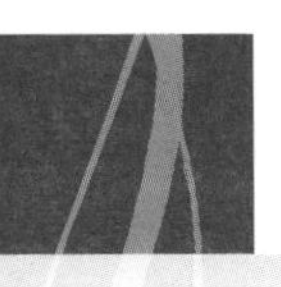

石榴 vs 癌症

石榴（pomegranate）含有豐富抗氧化劑丹寧酸和類黃酮，所以有異常高的治療效果。

最近科研證明石榴汁有效控制腫瘤，對乳癌、前列腺、大腸和肺癌等腫瘤有抑制作用。在動物測試中，服用石榴汁有效抑制肺、皮膚、大腸和前列腺腫瘤等。

美國聯邦政府屬下的國家醫學圖書館是世界最大的醫學圖書館（US National Library of Medicine National Institutes of Health），其中收錄了一項有關石榴治癌症的科研記錄（Cancer chemoprevention by pomegranate: laboratory and clinical evidence），科研中的石榴指的是 pomegranate，石榴果的樹叫 *Punica granatum* L.，所以有些歐洲國家把石榴果叫 Punica granatum，其實是一樣的。石榴主要出產在中東和亞洲一些國家，連香港都可以生產，我知道因為我們新界家中的花園居然有一棵石榴樹，在沒有任何施肥的狀態下，每年都長出幾個小紅石榴。

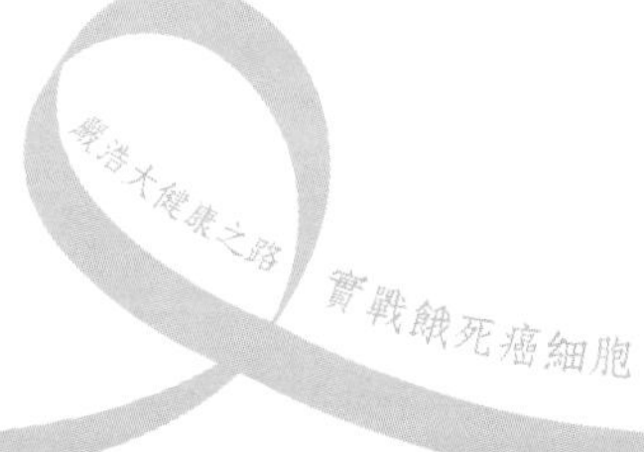

高療效石榴汁

研究人員稱，動脈硬化、衰老和癌症都是一個長期、緩慢的發展過程。如能從青少年期開始堅持適量飲用石榴汁，有益於自身的健康與長壽。

紅色石榴的醫療價值一再被國外大學、科研單位肯定，現代人的流行病譬如糖尿、高血壓、肥胖、心臟病、情緒病，都被證實紅色石榴存有解藥，甚至改善男女生育，還有治療多種癌症。

據日本《國家地理雜誌》2012年7月18日報道，日本近畿大學的一項新研究發現，石榴汁能抑制與II型糖尿病有關的惡性激素分泌，從而預防糖尿病，該結果發表在美國的《生物化學與生物物理學研究通訊》。II型糖尿病發病的主要原因是人體產生「胰島素抵抗」，使其分泌的良性激素「脂聯素」減少，惡性「抵抗素」增加。

研究人員從石榴汁中提取出來的成分，注射到血液中抵抗素濃度高的小鼠體內後，結果顯示小鼠血液中的抵抗素濃度明顯下降，顯示有改善血糖水平的傾向。據測定，該有效成分為「鞣花酸」，是一種具有抗氧化作用的多酚化合物。

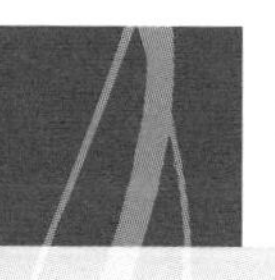

杏仁是好東西

外母帶來了一大口袋的美國大杏仁。這種杏仁堅果(almond),並非中國的「杏仁」,而是「扁桃仁」。她說這東西很好,要每天吃。我沒放在心上,因為沒有這個習慣。

我發現所謂飲食習慣,就是習慣性的排斥不習慣的飲食方法!每人都不知道從甚麼時候形成了一個自己的飲食習慣,在這個習慣外的食物,即使就在手邊,也不會想去碰。過了沒有幾天,我偶然看到了一篇文章說:「在南太平洋的斐濟群島,是現今世界上唯一一個沒有癌症的國家,居民們在飲食上有一個特殊的習慣,就是人人都吃杏。斐濟產杏,居民們將杏加工成杏肉乾、杏仁,做為日常食品食用。」

無獨有偶,又讀到有文章介紹:「在喜馬拉雅山東南麓,有一個居住着5萬餘人的少數民族地區,這裏的人平均壽命在90歲與100歲之間,美國科學家考察後發現,該處的人能長命百歲,也與常食杏肉乾和杏仁有關。」資料又說,「該地區居民每日所食的杏食品中,所含的維他命 B_{17} 和維他命E是西方人每日攝入量的20倍左右,而維他命 B_{17} 具有抗癌作用,

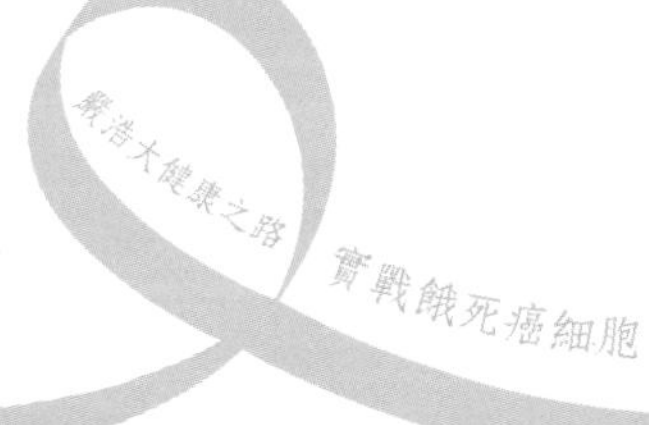

維他命 E 被人們稱為抗氧化之王。」

又說，每 100 克杏仁中含能量 514 大卡，是牛羊肉的 4 倍，但妙在，它增加體能的同時卻不增加體重！每週至少食一次杏仁的人比不食杏仁的人患心臟病的比率低四成。每週食五次杏仁的人比每週一次也不食的人患心臟病的比率低五成。

所謂美國大杏仁，只是叫法，新疆也有種植。

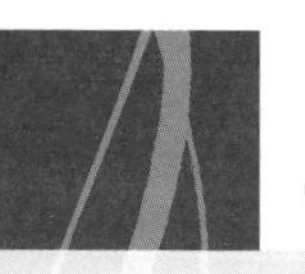

三種食物要少吃

有該吃的食物，也有少吃的食物，要留意——少吃紅肉、不過量飲酒、少吃脂肪量高的食物，減少罹患癌症的風險。

1. 紅肉要少吃

包括豬、牛、羊肉等。結腸癌與飲食有密切關係，每天食用熱狗和豬、牛、羊肉，以及肉製品的人，患結腸癌的概率高於一般人。根據《美國醫學協會雜誌》報道，肉類在高溫下會產生致癌物質。硝酸鉀是製造香腸必須的化學物，也含致癌物質。如果每次吃相等於半個雞蛋重量的臘肉、香腸等加工肉，10 年間每週吃兩三次，患結腸癌的概率增加 50%；長期每天吃一個雞蛋重量的紅色肉類，患直腸癌的危險增加了 40%。上述的研究是以女性為基礎，這並不等於男性患腸癌的比率低；事實上，由於男性吃菜比女性少，所以患腸癌的高危人群以男性為多。

2. 不要過量飲酒

過量飲酒會增加乳腺癌、結腸癌、食道癌、口腔癌和咽喉癌的危險。

3. 少吃脂肪含量高的食品

高脂肪食物不僅使人容易患心腦血管疾病，而且也容易患上癌症。美國馬里蘭州貝塞斯達市國家癌症研究所花了 4 年時間，跟蹤調查 18 萬 9 千名絕經婦女，發現飲食中脂肪佔 40% 的婦女，患上乳腺癌的概率比飲食中脂肪佔 20% 的婦女高 15%。

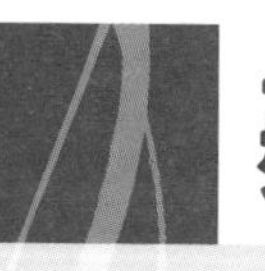

蘋果醋抗癌、淋巴排毒

根據美國名醫 Dr. Mercola 報道，網頁「權威營養」（Authority Nutrition）曾經上傳幾項實驗室考證，證實醋有殺滅癌細胞的功效。

其中一個日本研究實驗，使用幾種利用發酵方法生產的醋，成功促使白血病的細菌凋亡。所謂發酵方法生產的醋，除了蘋果醋，還有不加任何添加物的米醋等。

在另外一個使用米醋的實驗中，惡性乳房腫瘤、大腸癌，還有肺癌、膀胱癌和前列腺癌，都被有效控制。其中成效最顯著的是大腸癌，被控制的程度達 62%！

根據 Dr. Mercola 的研究，蘋果醋的抗氧化作用有效改善自由基對器官的破壞，可以為淋巴排毒，增加身體的免疫功能；殺死致命肺炎菌 TB；對免疫力低下的患者，蘋果醋是極好的天然強力抗菌食療，在滅菌的同時，也提供免疫支持。

蘋果醋的成分除了醋酸，還有乳酸，可以有效改善腸道健康，實驗證明經常服用蘋果醋，腸道會有比較多的益生菌，減低胃腸道疾病。

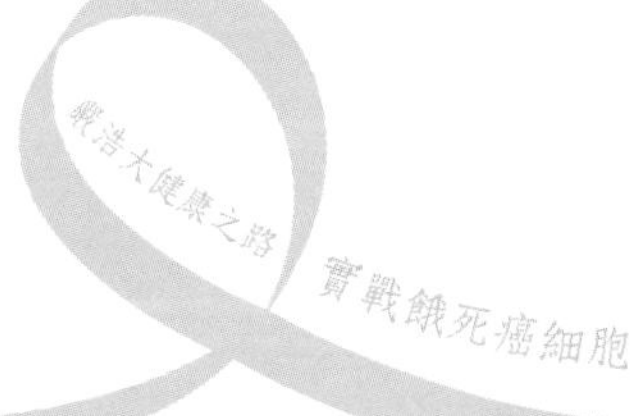

甚麼時候喝蘋果醋最好？由於醋酸始終對空腹有刺激作用，我認為最安全還是在兩頓飯之間，讓蘋果醋逐漸分解存在體內的脂肪，減低飢餓感，下一餐飯少吃一點。可能在睡前喝也很好，幫助身體加速消化，消除多餘的熱量。初次從 2 茶匙開始，加在溫水中，逐漸加至 2 湯匙。

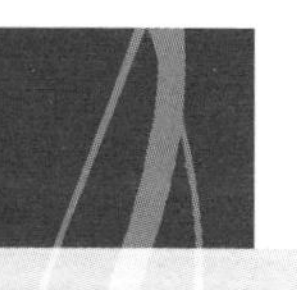

「想不到我也會患癌症」

我很高興收到讀者的來信，但有些總是令我無奈又無力。這類來信的開頭不約而同是：「我很喜歡看你的文章，能了解不少健康知識，但想不到我也會寫信給你，因為我得了癌症……」有些會繼續問：「我應不應該做化療？化療後有甚麼反應？」

我只可以跟大家分享一些健康資訊，但絕對不可能建議任何人做或不做化療，這是醫生的責任，我沒有資格回答。至於化療後的反應，我找到一些資料：

1. 身體衰弱：患者可出現周身疲乏無力、精神萎靡、出虛汗、嗜睡等。

2. 免疫功能下降：化療藥物可損害患者的免疫系統，導致免疫功能缺陷或下降。免疫功能指標如 E- 玫瑰結試驗、CH50、C3 補體、T 細胞亞群、NK 細胞的活性、白介素 -11 等等，在化療後均有不同程度地較化療前下降；大部分抗腫瘤化療藥物有免疫抑制作用。

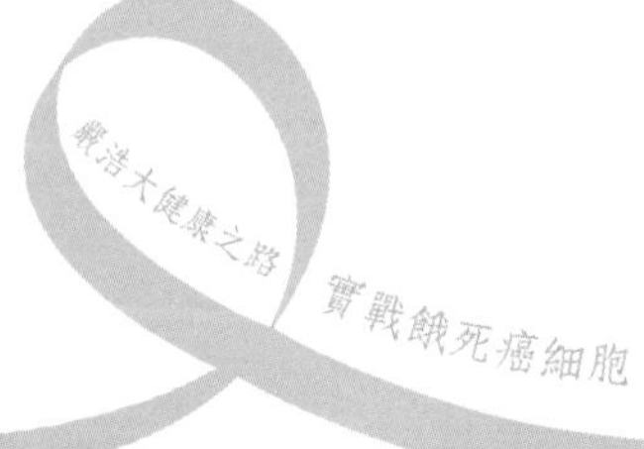

3. 骨髓抑制：大多數化療藥物均可引起骨髓抑制，表現為白血球和血小板下降，甚至紅血球、血色素下降等。

4. 消化障礙：食慾下降、飲食量減少、噁心、嘔吐、腹脹、腹痛、腹瀉或便秘等。很多化療藥物通過刺激胃腸道黏膜引發上述徵狀。

5. 炎症反應：發熱、頭暈、頭痛、口乾、口舌生瘡等等。

6. 心臟毒性：部分化療藥物可產生心臟毒性，損害心肌細胞，患者會出現心慌、心悸、胸悶、心前區不適、氣短等徵狀，甚至出現心力衰竭。心電圖檢查可出現 T 波改變或 S-T 段改變等。

7. 腎臟毒性：有些大劑量的化療藥可引起腎功能損害，因而出現腰痛、腎區不適等。

8. 肺纖維化：環磷醯胺、長春新鹼、博萊黴素等可引起肺纖維化，拍胸片可見肺紋理增粗，或呈條索狀改變。對肺功能一向差的患者來說更危險，甚至可危及生命。

9. 靜脈炎：絕大多數化療藥物的給藥途徑是靜脈滴注，可引起不同程度的靜脈炎，病變的血管顏色幾成暗紅色或暗黃色，會感到局部疼痛，觸之呈條索狀。嚴重者可導致栓塞性靜脈炎，令血流受阻。

10. 神經系統毒性：主要是指化療藥物損害周圍末梢神經，患者可出現肢端麻木、感覺遲鈍等，如長春新鹼、長春花鹼、長春醯胺、諾威本等，均可出現不同程度的神經毒副反應。

11. 肝臟毒性：幾乎所有化療藥物均可引起肝功能損害，輕者可出現肝功能異常，患者可出現肝區不適，甚至可導致中毒性肝炎。

12. 膀胱炎：異環磷醯胺、斑蝥素、喜樹鹼等，可使病人出現小腹不適或脹痛、血尿等一系列藥物性膀胱炎徵狀。

希望讀者學會照顧自己，試試與身體溝通，體會一下吃進肚子的東西是否適合自己，不要等到生命的最後 1 分鐘，才領悟放任飲食的愚昧與無價值。

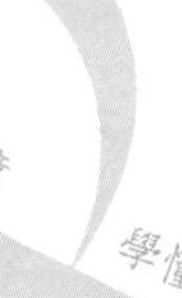

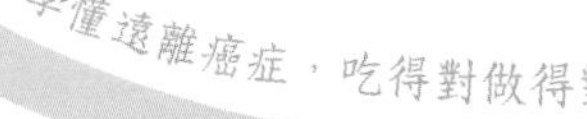

第二章

不要忽略身邊的隱形致癌物

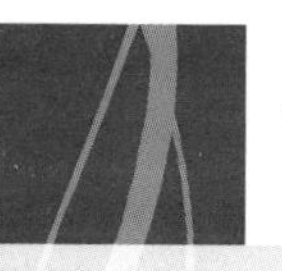

世衛有關手機的新聞公告

世衛（WHO）早在 2011 年 5 月 31 日已發表了有關無線通訊系統如手機 Wi-Fi 等的新聞公告（編號 N208）「由於手機的使用會增加引起神經膠質瘤（Gliomas）或惡性腦瘤的機率，IARC 已將無線電磁場分類為 2B 級有可能致癌物質。」（2B 級致癌物跟 DDT 殺蟲劑、鉛和引擎廢氣同一等級）。

IARC 是國際癌症研究機構（International Agency for Research on Cancer），是世界衞生組織屬下的跨政府機構，辦公地點設在法國里昂。無線通訊系統除了手機外，還有手機發射站、室內無線電話、嬰兒監察器、藍牙、Wi-Fi、自行量度跑了多少公里的「智能手錶」等。

這個研究小組的組長是 Dr. Jonathan Samet（University of Southern California），他們認為雖然手機引起腦瘤和「聽神經瘤」的證據仍然有限，也尚未有充分證據指證手機引起其他種類的腫瘤，從職業和環境得出電磁波有害的證據也不足，但通過一項過去的統計顯示，直至 2004 年為止，一個連續進行 10 年的調查有以下證實——在最頻繁使用手機的群體中，腦瘤（Gliomas）的患者增加了 40%，即在 10 年中，平均每天每 30 分鐘增加一個腦瘤患者。

從 2011 年 5 月 24 日至 31 日，世衛（WHO）在法國里昂的國際癌症研究機構 IARC 召開會議，目的是評估輻射性電磁場引致癌症的可能性，參與者有來自 14 個國家的 31 位科學家。研究小組主席 Dr. Jonathan Samet 表示：「根據現有的證據，已經足夠證明手機中的電磁輻射會引起腦瘤，屬於 2B 類致癌物。」

IARC 的首腦 Christopher Wild 說：「對頻繁使用手機的危害需要連續性和更多的調查，雖然獲取有關資料的管道有限，最重要的是目前採取務實的方法減少危害，譬如通電話時使用耳機（handsfree），或者改成發短信。」世衛與 IARC 是官方機構，在手機的電磁可能 / 沒有可能危害公眾健康的爭議下，由於事關公眾健康，在 2011 年已表明立場：縱使需要更多的證據，但現有證據已經足夠證實手機的電磁會引起腦瘤。

他們的態度也很清晰：「希望引起公眾對使用手機安全的注意。但這個『可能致癌 possibly carcinogenic』2B 評級令眾多醫生和科學研究員不滿，認為起碼分類為 2A 級的『很有可能致癌 probably carcinogenic』」。其中一位瑞典腫瘤科醫生和教授 Lennart Hardell 曾經在半年前去信世衞總裁（本港退休高官陳馮富珍女士），提供更多的證據要求起碼由 2B 改至 2A 級別。

第一群發現「近年來長期病患戲劇性增長」是一群德國醫生，當時安裝在德國的手機發射站和各種無線通訊系統比起現在的香港，大概要少幾百倍吧！2002 年 10 月，超過 50 位德國醫生發起 Freiburger Appeal 行動，獲得數千個醫生簽名，共同發表聯合聲明：「近年來我們作為醫學界成員，目睹嚴重和長期病患的戲劇性增長，感到非常關注。現在向醫學主流機構、所有醫學界、法律界及公眾人士宣布我們的觀察與發現。」

「住處靠近手機發射站、長時間使用手機、室內安裝了室內無線電話的人，更容易患以下病症——學習障礙、過度活躍症行為問題、血壓大上大落而難於控制、心律不齊、心臟病和中風病患越來越年輕、腦退化、血癌和腦瘤等癌症、頭痛、偏頭痛、長期經常性疲勞、失眠、耳鳴、容易發炎感染、神

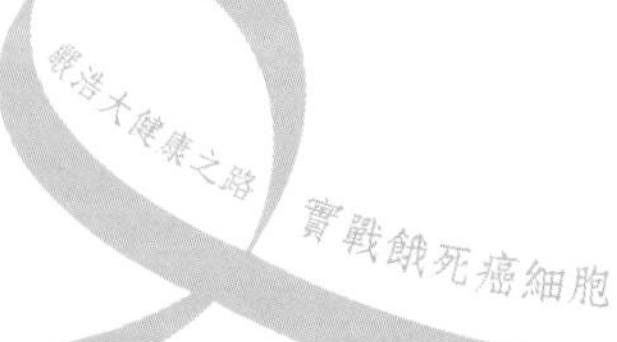

經和結締組織疼痛。在大多的情況下，我們注意到病患集中在電磁波污染嚴重的地區，也注意到當病患遠離電磁波污染時，健康迅速大幅改善。基於此，我們已經無法相信一切只是巧合……我們認為電磁波會加劇已有的病症，並減弱免疫系統。孕婦、兒童、少年、長者和病人都是高危一族。」

在 10 年後的 2012 年，源自德國的 Freiburger Appeal 已經發展成「國際醫生聲明」（International Doctors Appeal），網上的標題是「通訊電磁波輻射引起健康危害，醫生群體要求落實至今未受重視的提防措施」。2012 年發表的聲明被翻譯成多國文字，有來自世界各地多至 3 萬 6 千個專業人士支持無線電磁波輻射引起健康危害的聲明，這個聲明再呼籲：「今天，10 年後，我們一群醫生和科學家再次呼籲我們的同行和世界上更多更大的群體，特別是世界上的政治家們重視這個問題。」

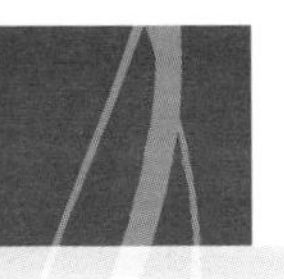

更多手機引起腦癌的證據

除了腦瘤外，還有數千個研究報告顯示手機 Wi-Fi 等的電磁波對多種健康都有影響，不止是腦部。為甚麼英美等大國政府認為電磁波對人體無害？

關鍵在於——電磁波對人、動物和植物的影響是無聲、無色、無溫度變化的，除了有些較敏感的人有感覺外，一般人在充滿電磁波的空間裏沒有任何感覺。一個人從充滿電磁波高污染的地方不時來回經過，不會產生太大的影響，但如果長時間留在這個空間工作、學習、休息，睡眠，健康問題就開始累積。使用手機也一樣，出問題的人是「最頻繁使用手機」一族，問題之大，根據世衞的新聞發佈，是「10 年中，每半小時增加一個腦瘤患者。」如果這不叫觸目驚心，我不知道還可以用甚麼字眼形容了。

究竟電磁波是不是真的對我們有害？是甚麼樣的害處？為甚麼有些研究説有害，有些説沒害？這個問題很複雜，一方面關乎物理化學的技術性知識，也關係到電磁波傷害人體免疫系統的醫學領域，不是三言兩語能令人明白；另一方面是在政治上很有爭議性，包括牽連到電訊商的巨大利益，以及整個行業的生存，可與之相比的是有關基因改造食物的爭議，

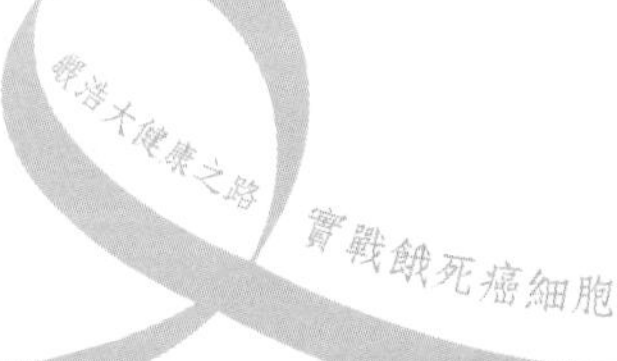

非常激烈，甚至更複雜。

當雙方各執一詞起勁對罵的時候，客觀的事實更被埋沒了，好比議會，明明有關民生的議題可以變質成政治上的較勁，一小撮政客的觀點可以影響千萬人的日常生活。由於電磁波、手機對健康的影響是積累性的，不同打架，給人當面一拳可以立即看到傷害，爭議性可以想像會更大。

就以世衞已經確認手機電磁波引起腦瘤以及聽神經瘤為例（詳見 < 世衞有關手機的新聞公告 >p.72），受害者健康出現異常的先兆，根據瑞典腫瘤科醫生和教授 Lennart Hardell 認為也只是「耳鳴和聽覺失調」，一般對於電磁波沒有認識的醫生，也無法將病症歸結到到手機電磁波。科學研究人員只能找出一些身體可以感應到的現象作為指標，用熱感應（thermal effect）方法測試人體在各種高低電磁波的影響下會不會升溫，結論是長時間用手機電磁波會令頭部微微升溫，但太陽令身體溫度升得更高，所以對健康的影響是「微乎其微」！政府就憑這樣一個原始低科技的測試，將人類推到超級科技帶來的危害中。

請記住：電磁波的傷害是累積性的！

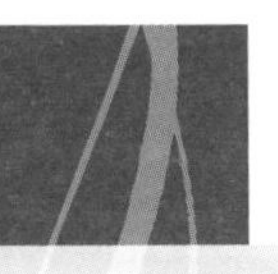

不信科學，也要信因果

電磁波的傷害是積累性的，先削弱免疫系統，然後形成病狀，好比汽水、甜品、漢堡包……30年前，你敢說這一大堆人們每天塞進口的食物，竟然是現代流行病的元凶嗎？30年後的今天，你敢挑戰其中因果嗎？

垃圾食物削弱免疫系統，日復一日，年復一年，然後腸漏症、自閉症、多動症、腦退化、糖尿病、心臟病、中風、癌症……科學不是宗教，不存在信與否的差別，所以除非你遠離這些食物，否則你的命運等於已經寫在牆上！

世衞曾在2011年宣佈手機致腦癌，「有可能」引起其他癌症，這是基於一個科學家小組在2007年的報告，這份詳盡報告綜合了2千個關於電磁波的研究，包括手機、室內無線電話、手機發射站、Wi-Fi、手提電腦、Wi-Fi路由器、嬰兒監察期、智慧型電錶（smart meter）、電線、電纜，以及多種電子儀器所發出的高低頻電磁波，對人體、動物或體外細胞的影響。結論是手機使用率與腦癌有密切的關係，但預防和保護的措施卻嚴重不足，公眾也無處獲得任何有關的知識作出最基本的防範，受害人群中以兒童和孕婦的風險最高。

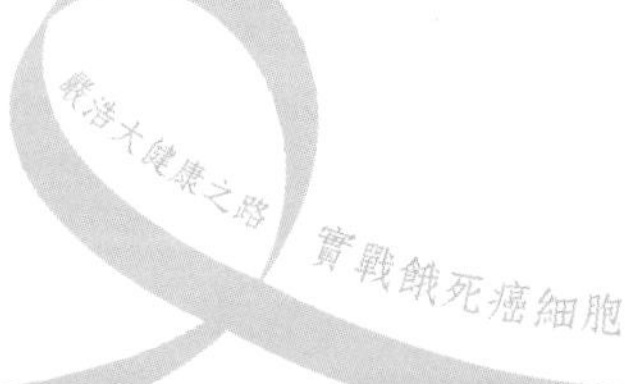

2012年，同一組科學家公佈了第二次科研報告，這個跨國小組是Bioinitiative Working Group（http://www.bioinitiative.org），由來自10個國家的20個獨立的科學家組成（即非政府資助），成員之間有10位擁有醫學學位、21位擁有博士學位、3位是國際組織The Bioelectromagnetics Society（https://www.bems.org）的前任會長，還有一位俄羅斯國家非電離輻射委員會的會長、一位歐洲環境署的高級顧問。

他們研究了2006至2011年間發表的1,200份報告，綜合及發表2012年報告，進一步肯定電磁波對健康的威脅，尤其是引起腦瘤的風險，聲稱世衞和所有國家所訂立對電磁波高、低頻的容忍尺度和標準實在太低，令全球數以億計的人口在不知情的情況下長期面對健康風險。

其中一位小組成員Martha Herbert醫生是哈佛醫學院神經科助理教授，她說：「我們正非常認真地了解電磁波對自閉症的影響，同時，我們呼籲所有兒童、準備生育的父母和正在懷孕的婦女，應盡量減低受電磁波影響以確保萬全。」所有研究資料顯示，電磁波對這個群體的危害最嚴重。

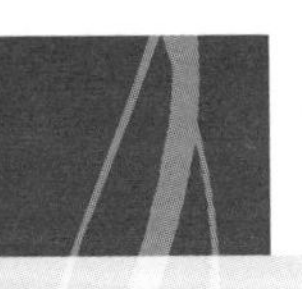

談電子污染

空氣中的電磁波輻射成為電子時代的健康大敵，引起頭痛、耳鳴、視力模糊、長期疲勞、癌症及不育，不知道將來是否還繼續發現其他症狀，電磁波輻射也嚴重干擾睡眠。

2014年8月29日，香港報紙報道：「手機發射器遍布全港，產生的輻射為鄰近住戶帶來困擾。有葵涌及北角居民反映，輻射令他們晚上難以安寢，間中有頭痛情況出現。葵涌安蔭邨住戶梁女士，一直誤以為睡房對面的四支手機發射器是閉路電視，近日出現老花和耳鳴，情況越來越嚴重，晚上難以入睡，孫女間中出現頭痛。鄰近大廈天台安裝多個手機發射器，與單位主人房相對，嚴重影響睡眠質素，稚子更偶然在半夜紮醒，現時被迫遷到有外牆阻隔的房間睡覺，情況才有改善。」

電子輻射可以用儀器量度，報道指出：「發現睡房的電磁波高達每平方米近6萬微瓦，根據德國健康住宅規範『SBM-2008』建議，數值屬『極嚴重』；在天台和走廊分別錄得每平方米1,900及1,500微瓦，到處都是輻射電磁波。」

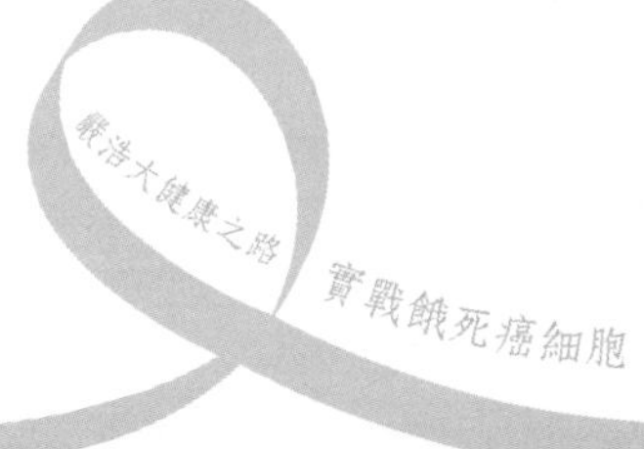

手機發射器會引起癌症，但並非只限於手機發射器才會產生輻射，醫生建議：「使用手機通話時，可用免提裝置，讓電話遠離頭部；如果毋須上網，應關掉手機數據和無線上網，減少電磁波輻射。」

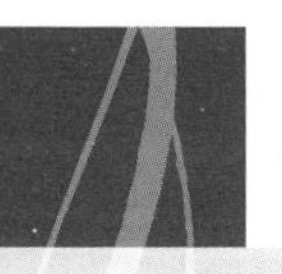

手機傷人的終極秘密

電磁波輻射怎樣傷人？宇宙充滿輻射，輻射包括不同能量的電磁波（例如光線、無線電波及X光等）、超聲波，以及由放射性物質因衰變放出的粒子（例如 α 粒子及 β 粒子等）。

電磁波的波頻有高有低，譬如X光和伽瑪射線屬極高頻輻射，伽瑪射線更成為外科手術的一項工具，可代替傳統手術刀消除腫瘤，這兩種極高頻輻射稱為電離輻射（Ionizing radiation）能量比較大，殺傷力也強。其他相對較低頻的輻射稱為非電離輻射（Non-ionizing radiation），包括紅外線、紫外光、超聲波和可燒走暗瘡、黑痣的雷射激光等，家用的多士爐、烤爐和熱力燈都採用紅外線光，而紫外光構成熱力，可燒傷皮膚。

再低一級的頻率是無線通訊電磁波（Radio frequency），包括Wi-Fi、微波爐、GPS衞星通訊儀器、手機、電視、FM電台、嬰兒監察器、室內無線電話及AM電台的較低頻率。還有更低頻的非電離輻射，其中包括電線發出的交流電磁場。

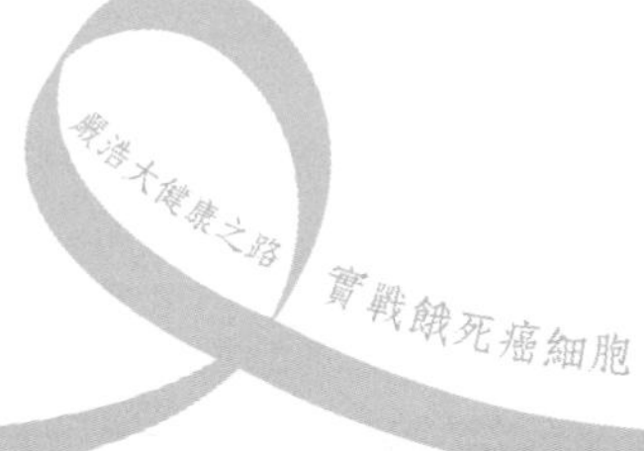

現在的爭論焦點是非電離輻射的電磁波是否對人體有害，因為低頻電磁波輻射基本上在人體不會產生溫度，像 Wi-Fi 手機一類的電磁波輻射弱到射在人的身上不產生溫度，無聲無色，不製造熱力，沒有任何感覺，又怎知道它對身體有影響？這是一直以來研究員的困擾，既然不熱不痛，憑甚麼而引致患上癌症，或內分泌錯亂，或腦退化？

2015 年，華盛頓州立大學生物化學和基本醫療科學教授 Martin L.Pall 明確證實了電磁波影響身體的渠道——細胞膜的鈣質通道，學名稱為「電壓依賴性鈣離子通道」（Voltage-gated calcium channel）。

甚麼是鈣離子通道？只知道鈣質對骨質疏鬆有關係，事實上，鈣質是身體最多、最重要的礦物質，鈣觸發肌肉收縮、激素釋放、促進血液凝結、調節心律、神經及荷爾蒙傳遞等。適當地讓鈣質進入細胞非常重要，太多或太少都不行，如果失常可造成腦退化、心律不齊或細胞死亡。鈣離子通道好比鈣質進入細胞的一個關卡，醫學上早就知道鈣離子通道的重要，很多藥物都是通過影響這個關卡治病，包括神經系統失常、癲癇、高血壓和各種慢性痛症。

人體的細胞和電壓有甚麼關係？我對健康知識了解得愈多，愈頂禮讚嘆上天做人的精妙離奇不可思議，首先我們得了解細胞結構像一個電池，細胞內外的溶液載滿不同正負電荷的礦物離子，有正有負所以構成電壓，有電壓就可以通電，細胞的溝通稱為生化活動，即各種離子可經細胞膜進出，推動細胞之間的溝通，四肢百骸中的億萬個細胞就像聖誕節掛滿大街小巷的五彩燈泡般有了生命！

Pall 教授不是第一個科學家發現電磁波擾亂鈣離子通道的正常運作，早已有數百個實驗顯示電磁波影響鈣通道的電壓門控，結果令細胞過分氧化而釋放自由基，這正是各種疾病尤其是癌症的根源；但這些實驗還欠缺兩者直接有關的證據，到了 Pall 教授手上後，被他用非常巧妙的方法破解了其中密碼。

Pall 教授想既然已有數百個實驗顯示電磁波影響鈣通道的正常運作，只要想辦法將鈣通道堵塞使電磁波無法通過進入細胞，足以證明兩者的直接關係！他完成 26 項實驗，分別將不同的人體和動物細胞，暴露在不同種類和不同強度的電磁波下，先確認細胞受電磁波的影響，然後用藥物將所有細胞的

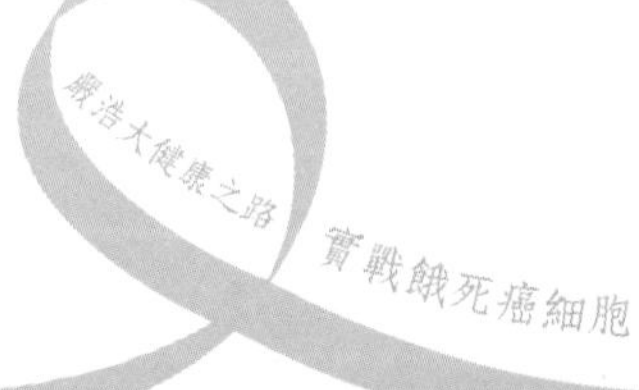

鈣離子通道堵塞，結果試驗非常成功——細胞果然不再受電磁波影響，百分百證明電磁波是透過影響鈣通道運作而產生生化作用，影響我們健康，與電磁波是否令人體升溫沒有一點關係！

在此前已有很多報告顯示當電磁波持續刺激鈣通道而引起過多鈣進入細胞，引發各種疾病，包括褪黑色素釋出減少、影響睡眠、癌症、白內障、心律不齊、男性和女性不育、血腦屏障受破壞、細胞單鏈 DNA 被破壞、激化細胞氧化應激（Oxidative stress）。

讓現代人不用 Wi-Fi 和手機是不可能，如可選擇切記不坐在辦公室的大型影印機旁邊；不在商場的巨無霸電機房附近流連；窗外有手機發射天線，要懸掛電磁波屏蔽布匹；不要在床邊替手機充電；不要用電氈和嬰兒監察器；不用藍牙；盡量不配戴有金屬邊的胸圍等。幸運的是，現代科學已研發出保護身體減少電磁波傷害的工具（參考〈遠離金屬桌椅、床褥、眼鏡框〉p.98）。

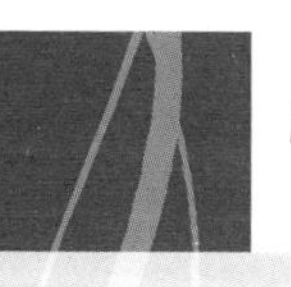

懷舊聽筒配合手機

早在 2011 年，有報紙已率先報道世衞證實手機引起腦癌，但卻得不到社會的重視。

「每天只講手機 15 分鐘，會大幅增加罹患腦瘤風險。因手機盛行，未來 20 年內腦瘤患者人數可能暴增 20 倍。世界衞生組織（WHO）旗下國際癌症研究中心的 Interphone 研究計劃橫跨 13 國，旨在研究手機電磁波是否與癌症風險有關，最新研究發現，每天講手機 15 分鐘達 7 年者，罹患神經膠質瘤機率增加 72%……但這項結果對許多講手機上癮者來説可能已太遲，因為癌症的發展需要 15 至 20 年，意指這個『定時炸彈』可能早已造成傷害。」

既然是「可能太遲」，還有機會避免或防止，關鍵是坐言起行。世衞建議盡可能用發短信代替講電話。同時，使用確實能減電磁波的耳機很重要，但市面上假冒的很多，網上有很多此類質詢。一般耳塞型的耳機表面上有電線將手機的距離拉遠以減低輻射，問題是耳機的插口與手機的內部天線非常接近，耳機電線將天線產生的脈衝波直接帶到我們的中耳、內耳和腦部，產生的輻射比直接通話更高出 3 倍！藍牙耳機

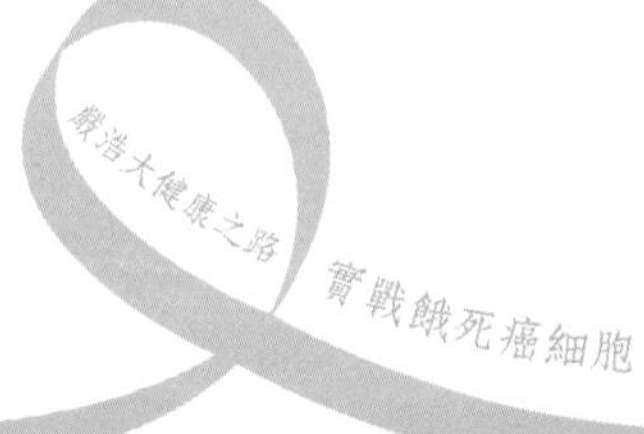

時刻掛在耳朵上，電磁波輻射對大腦的危害更甚於手機。

市面上有防電磁波的聽筒，包括懷舊和輕便薄身款式，懷舊款的外貌和家用電話聽筒一樣，曾經用儀器反覆測試這兩款聽筒，證實能減低接聽手機時的高頻輻射達99%，減低的幅度因應手機和耳朵的距離而增減！

如何減低手提電話對人體的影響性？

1. 手機使用者盡量讓手機遠離腰、腹部，不要將手機掛在腰間或放在大衣口袋裏。有些男性把手機塞在褲子口袋內，這對精子威脅最大，因為褲子的口袋就在睾丸旁邊。

2. 當使用者在辦公室、家中或車上時，最好將手機擺在一旁。

3. 外出時把手機放在皮包裏。

4. 使用耳機接聽手機，能有效減少手機輻射的影響。

5. 來電時，讓手機響7秒後才接聽，因為7秒前的輻射最高。

電磁波輻射穿牆過室

如家中有室內無線電話一定要拆除，即使放在客廳，電磁波輻射一樣會穿牆過室，影響睡眠，甚至影響健康。

根據資料數據，家用室內無線電話所產生的電磁波輻射約 250 毫瓦；手機在待用狀態的發射功率約為 3 微瓦；通話時升至 800 微瓦；在公眾 Wi-Fi 發射點，發射功率可以達到 5000 微瓦至 1 萬微瓦，說明我們每個人都長期暴露在高輻射電磁波中，完全是不必要的。

2012 年 11 月新聞報道：「近年有研究報告指，當室內電磁波達 3,000-4,000 微瓦，患癌機率增加 4 倍多；數十至數百微瓦已可引致不適徵狀。按德國建築生物學院（IBN）標準，睡眠環境如超過 100 微瓦已屬極強干擾，長遠會危害中樞神經系統、免疫系統、心血管系統、血液系統、視覺系統，以及可能致癌。即使是室內，石屎牆阻隔了部分電磁波，但如對正發射站，甚至前後夾擊的話，電磁波仍然可能『爆錶』。」

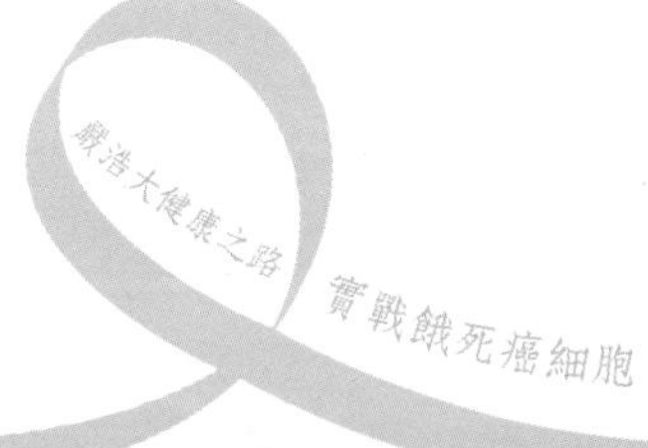

「睡眠環境如超過 100 微瓦已屬極強干擾」，按照 1 毫瓦等於 1,000 微瓦，而「家用室內無線電話（cordless phone）所產生的電磁波輻射約 250 毫瓦」，那就是 250,000 微瓦！現代人很多有睡眠問題，甚至健康問題，但有多少人明白是因為受到電磁波輻射的影響？

將孵化期的雞蛋每天暴露在 0.9 毫瓦功率（0.9mW）的高頻電磁輻射下數小時，結果孵化的小雞當中出現了四種畸形現象——向內扭曲的爪、畸形的肋骨、畸形的喙部和有缺陷的眼睛。不要以為人體的體積比小雞大就掉以輕心，雖是不同物種，但我們的細胞大小一樣，暴露在電磁波輻射時同樣脆弱。注意的是，這個實驗的對象是孵化期的雞蛋，意即人類的胎兒有可能是最大的電磁波輻射受害者，每天暴露在嚴重的輻射污染中，有可能在胎兒成形期造成器官和肢體的先天性畸形。

我記得幾年前曾經讀過關於電磁波的報道，心理上選擇不理睬，因為毫無應對辦法，無人可以在一夜間關閉城市所有 Wi-Fi，現代人無法不用 Wi-Fi。

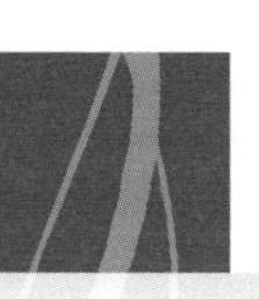

電磁波輻射與自閉、精子數量有關

電磁波影響生殖能力、提高患腫瘤風險、改變基因、影響睡眠質素、影響記憶、減低學習能力等，但不用手機是不切實際的，不用 Wi-Fi 是不可能，科技不能倒退，關鍵在於不要當個被動的消費者。

Camilla Rees 是世上其中一位最權威的電子污染研究專家，她說：「電子污染可能與自閉症有關。我們已知道輻射影響 DNA，顛覆了人類後代的健康，現在越來越多國家發現男性的精子數量戲劇性下降，元兇就是手提電話的輻射……知道令人不安的真相後又置之不理是不可能的，不可能不關心、不支持生命。」

Dr. Mercolas 是有名的整體醫學權威，他指出引起輻射的除了無線電子產品和手機發射塔，還有牆中的電線網、插頭、延伸線、臥室地板下的電線……無線電話的底座更厲害，即使在隔壁房間，輻射一樣能透過牆壁。安裝在臥室、客廳或廚房 Wi-Fi 發射器、照顧嬰兒的無線監視器、無線列印機、市面免費 Wi-Fi 發射點等等，都形成了一個電子輻射網，不

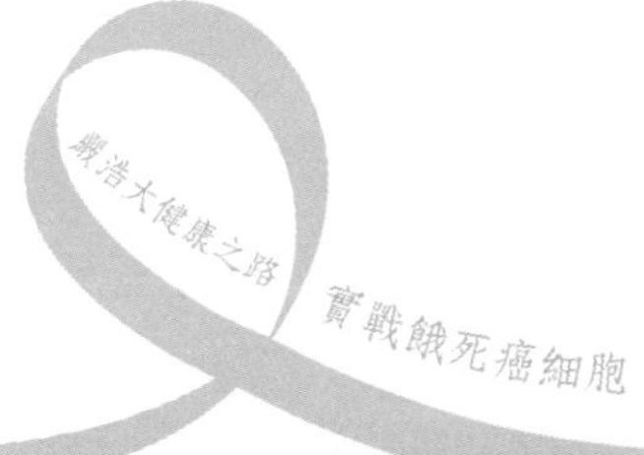

是危言聳聽。

舉個例子，不要用微波爐，也不用無線電話，這種鬼東西不僅在通話時發射電磁波，還會 24 小時連續不斷發出輻射！

如無法避免使用手機，或需在裝滿電腦的辦公室工作怎麼辦？我建議不要把手機放在口袋裏，要離身體遠一些，使輻射不直入內臟。輻射是從手機背後發出，應將有鍵盤那邊向內。

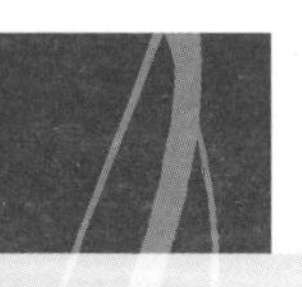

這款胸圍引起乳癌

「生物共振」Bioresonance 專家海密斯教授（Prof. Dietmar Heimes）和他的醫療顧問，以及一位電磁波地理壓力專家，特意從德國來香港，為我們的讀者詳細解釋改善健康的方法。

「生物共振」是最古老的天然方法，也是最前衞的方法，依靠現代的電腦科學普及，破解大自然的健康密碼。

電子時代帶來致命的電子污染。根據瑞典的最新發現，胸圍的物料如果有金屬線，長期每天穿戴，得乳癌的機率會高3倍，因為金屬物料放大了環境中的電磁輻射，再而深入乳房組織。

前以色列衞生部長（Minister of Health）Jacob Litzmann曾經邀請海密斯教授為一位剛得腦瘤去世的親人評估死亡原因，海密斯教授用生物共振儀器測試當事人的臥室，得出三點意見：

1. 頭部枕在班克網格（Benker Grid）嚴重受地理壓力影響。

2. 窗外有發電站。

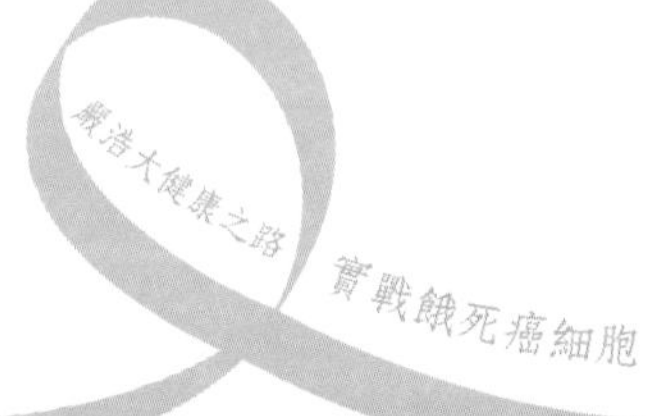

3. 每天晚上，當事人的枕邊就是室內無線電話的座，這可能是家居所有電子用品中輻射最強、輻射可以穿牆過室的用品，要穿透腦殼就更加容易了。

教授也講到為長者保健養生的每天流程，包括用生物共振做能量平衡、用礦物沐浴粉泡腳排毒。另外，我建議在這個基礎上服用食療，譬如益生菌、亞麻籽油、蒜頭水、維他命、礦物質等，也替換廚房的精煉煮食油。

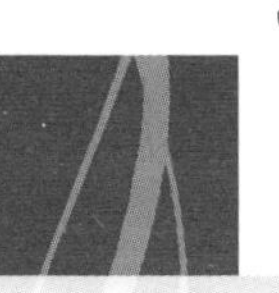

甚麼是班克網格(Benker Grid)？

為甚麼班克交叉點對我們的健康有嚴重的影響？
班克線是否含有針對人類的破壞性輻射？

地球網格，顧名思義，是一格格像網一樣。網格的線條有三組：第一組是井字形，沿南北和東西伸延；第二組是鑽石形，打斜角走向；第三組最粗，相距最遠，對環境產生最強的影響。三組網格都是立體的，既籠罩地球，也貫穿地球，沒有人知道是否直達大氣層，還是超越大氣層，但地面的建築物從一樓到一百樓、一千樓都會受到影響。

地球發現三組網格

三組網格由三個不同的人發現。在50年代，德國醫生哈特曼（Ernest Hartmann）發現地球上的電磁線是有規律的，成井字形，沿南北和東西伸延，而且是立體的，一些候鳥也靠地磁導航。這些線有一定的距離和大小，近北極地區的網格小一點，近赤道就大一點，月圓的時候也會拉寬一點，應該與潮水的牽引有關係，這個網格被稱為哈特曼網格（Hartmann Grid）。

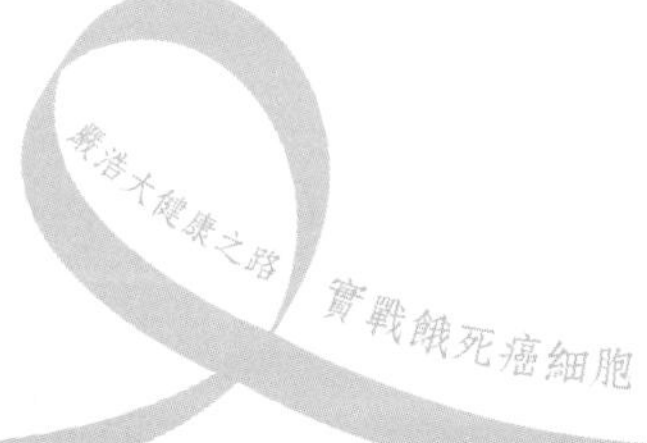

同期或更早有一位傳奇人物寇里（Manfred Curry），他發現了另一組地球網格，相對地球的南北兩極，這一組網格是打斜角走向，現稱為寇里網格（Curry Grid）。寇里的父母是美國人，但在德國長大，他是一位出色的物理學家、發明家和航海員。由於他對地理環境、風向、水流等各種自然現象有深刻體驗，他不但發明和改良了帆船航海的設備和技術，也對地球網格的研究作出重大貢獻。

第三組地球網格的發現人叫班克（Anton Benker），德國人。他發現了最粗、相距最遠、產生影響最強烈的地球網格，就是我們格外關注的班克網格（Benker Grid）。

地球網格是井字形分布的能量線，兩組線縱橫交接形成交叉點（crossing），愈多線交接在同一個點有愈強的能量；而班克交叉點（Benker crossing）是其中最強的，因為這組線較粗，而且總是與哈特曼線重疊在一起。

睡床與班克交叉點

班克交叉點是我們最需要關注的地球網格，如果臥床放在班克交叉點上，我們就不可能健康。「食療主義」的「地理壓力測量小組」測量重點，就是從我們家中找出班克交叉點；如果有，就不可以在這個班克交叉點上安床。

不要以為遇上班克交叉點的機會不高，每一個班克交叉點之間相距 10 米，向東南西北四方八面延伸，以香港的居住密度，每幢大廈都可能有一個或以上的班克交叉點。

以我家為例，「地理壓力測量小組」到我家測量的結果，我的床正好被班克交叉點成菱形壓住。我搬到這個家已經 5 年，不知道從何時開始，每晚睡到 1 點至 3 點之間，一定被嚴重的心跳弄醒，我以為是喝酒的緣故，但又發現即使不喝酒也有同樣情況。

在過去 80 年，歐洲的地理壓力測量師曾為無數有以下病症的患者做測試，證實患者的床安放在有地理壓力的地點。病症包括：癌症、抑鬱、失眠或睡眠質素欠佳、體冷、磨牙、頭痛、心律過速、關節發炎、因真菌與黴菌引致的徵狀如鼻或皮膚敏感、嬰兒晚上長哭、自閉症和多動症、長期疲累、免疫系統長期過高或者過低等。

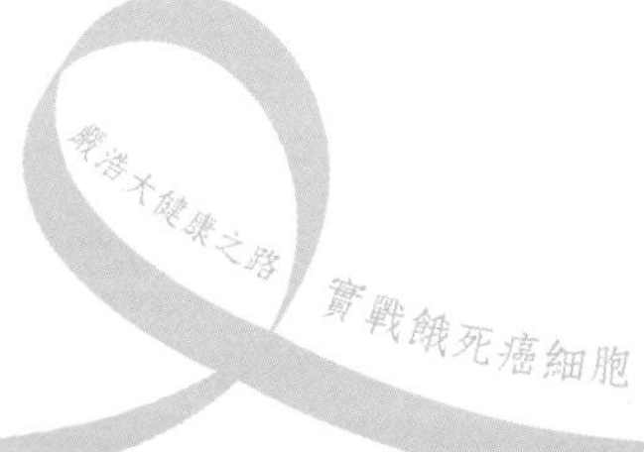

地理壓力沒有直接引起這些病，而是身體在長期壓力下，無法通過睡眠進行修補，結果就得病。當我們長期在睡眠時受到來自地理環境的壓力，身體需要不斷平衡壓力，因而無法做正常的修復工作，日復一日，年復一年，身體能量嚴重透支，免疫系統變弱，無法抵禦病痛，得病後也很難恢復健康。

半個世紀以前並沒有嚴重的電磁輻射，地理壓力主要來自地下水和地底斷層，現在加上電磁波的危害，包括電線、拖板、電子用品、影印機、手機、Wi-Fi、室內無線電話、高壓電纜、地鐵、高鐵等等，如果晚上也無法得到深層休息，結果就是長期處於亞健康狀態。

地球網格的磁場作用，是為了保持地球在宇宙中與其他星球之間的萬有引力，當地球充滿着人為的高低頻電磁波、變壓器、雷達和各種發射站，地球網格就聚積了強烈的負能量，這時候班克線就很有可能成為地球的負能量排污渠。當班克線成為一道圍繞地球的巨大能量排污渠，在它上面安歇的生物不可能不被影響。

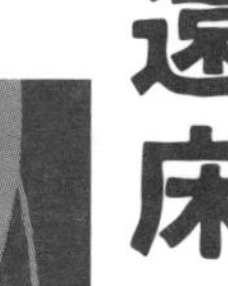

遠離金屬桌椅、床褥、眼鏡框

家裏的金屬做桌子、椅子、眼鏡框及彈簧床褥，有機會累積了外界的電子輻射，讓身體長期受壓而不適。

家中常見的 Wi-Fi 路由器發出的高頻無法聽見，在海密斯教授的講座上，專家用一個聖誕樹形狀的儀器測量這種高頻發射，本來聽不見的高頻，立即發出噠噠噠的電子噪音，頻率愈高噪音愈響。有一種特製窗簾布專門為擋住來自窗外的電磁輻射而設計，譬如高壓線、發電站、手機發射塔等，專家用這種窗簾布擋在路由器和測試儀器中間，電子噪音立刻消失，顯示輻射被遮蓋；將布拿開，電子噪音又再響起。然後出現恐怖的一幕：專家用自己的身體擋在路由器和測試儀器中間，電子噪音竟消失了，是身體把電子高頻完全吸收！

這意味着，我們一天到晚都在吸收着空間各種高低頻電磁波。胸圍上的金屬圈會增加身體吸收輻射；金屬眼鏡框也會增加電磁波對頭腦的輻射！但鈦（Titanium）金屬不會，塑膠的當然不會，危害最大的是鋁金屬框（Aluminium）。

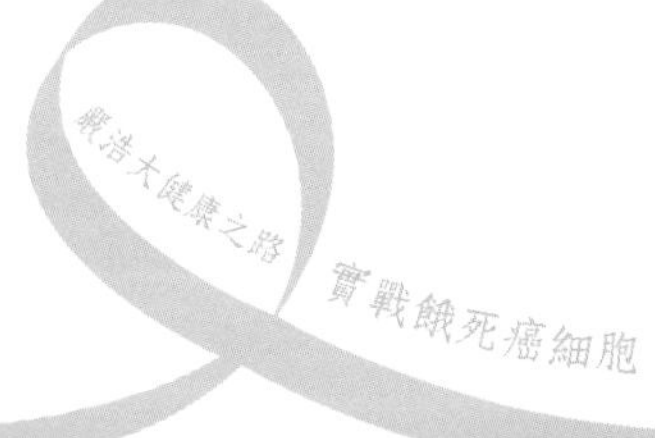

另外就是金屬做的桌子和椅子，還有嚴重擴大電子輻射的彈簧床褥。電子輻射危害是積累性的，被長期受壓的身體無法分出能量修補身體，健康便如江河日下。

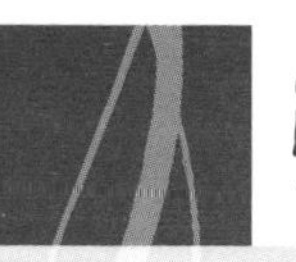

彈弓床竟是電磁波幫兇

床褥中一大片彈弓成為吸收電磁波的天線，擴大電磁波的輻射，人好像睡在微波爐上，如何安眠？

家居有些想像不到的東西，正影響睡眠和健康，其中一種竟是彈弓床！這與床褥舒適度無關，從眾多電磁波測量家居服務中得出的經驗，彈弓床竟是電磁波的幫兇！

從讀者晶晶的來信中了解到，她室外有 5、6 支手機訊號發射器，她睡眠差、常頭痛，她掛上抗輻射窗簾，將室內無線電話改成有線電話，又添置了提升自己對電磁波抵禦能力的工具後，在家無線上網時眼不再目赤、乾澀和不舒服。過去對着電腦時間長，會感到體內升起一股莫名的向上躁動能量流，現在大大改善，但躺在床上仍會頭痛：「我懷疑我的彈弓床，準備換床褥後再看效果。」

她居然懷疑自己的彈弓床，不是因為床褥的軟硬，而是曾經讀過我其中一篇文章：「床褥中的一大片彈弓會成為吸收電磁波的天線，擴大了電磁波的輻射。如此，人好像睡在微波爐上，如何安眠？」

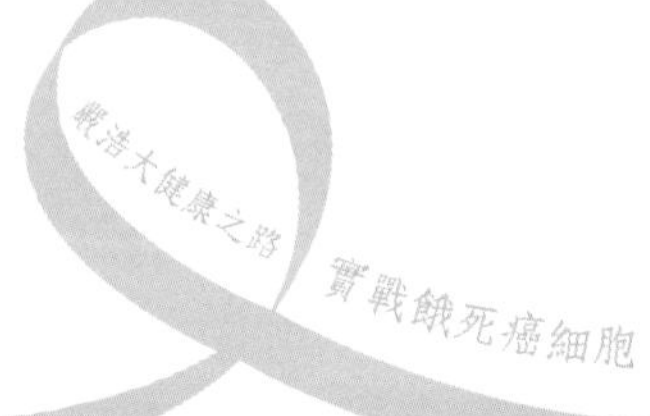

不久後，晶晶小姐來信：「我換了一張沒有彈弓的床褥，雖時日尚淺但已初見成效，睡眠好了。躺在5、6百元的床褥上不禁失笑，幾十年前人人想睡彈弓床，現在反璞歸真。」

這彈弓床確實無辜，前進速度過快的無線電子發明轉眼間改變了我們的世界，提供了方便卻忽略了安全，連累一個最無害的產品無意中成為電磁波的幫兇。

另一個經常被忽視的家居安全陷阱是霉菌，香港天氣潮濕，電磁波測量小組曾在不少家庭的家具後面發現滿牆霉菌，若家中有人總是感冒咳嗽氣管炎，請在傢具、雪櫃後面到處找找，也不要忘記洗冷氣機。

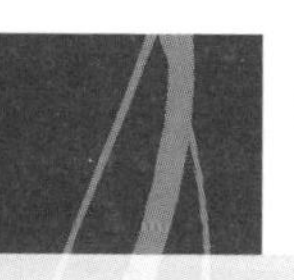

Wi-Fi 反應綜合症

人體長期受電磁波污染，大腦可能沒有意識，但身體的免疫系統在默默承受！

2015 年 8 月 25 日，互聯網有一篇關於電磁波污染的報道，報道媒體是美國 *Natural News*，每月有 700 萬點擊率。這篇報道是一位有心的讀者 Vivien Hung 女士傳來，她希望與大家分享，提升大眾對電磁波污染的認識，這是現代人必須面對的健康以及生命安危的問題。

這篇報道如下：

美國麻省中部一家寄宿學校被家長告進法院，起因是一名 12 歲的學生被學校異常強勁的 Wi-Fi 訊號導致生病。這個孩子代號「G」，被醫生確診為「電磁輻射超敏反應綜合症」(EHS, Electromagnetic Hypersensitivity Syndrome)，徵狀包括頭痛、噁心和流鼻血，這是「新興環境病」，沒有得到所有主流醫生的認可，不過世界衛生組織已承認這種病症真實存在，但同時告誡引起這種病的原因多過一個：「EHS 不屬於醫療診斷，也未清楚是否代表某一種單一的健康狀況。」

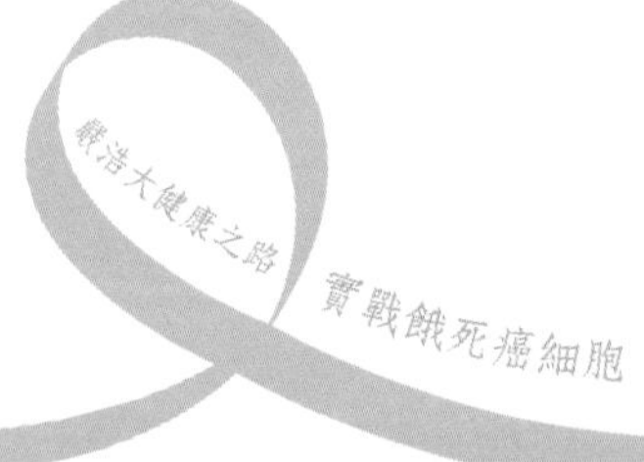

G 的醫生（Dr. Jeanne Hubbuch）寫給學校的信：「暴露在 Wi-Fi 會影響細胞，危害人類健康的程度還屬於未知，但已經確認孕婦和孩子屬於高危，因為胎兒和孩子的腦組織比較容易受影響，頭蓋骨也比較小和薄。因為每個人不一樣，有的人更容易被電磁波影響。」這篇報道提及由於 Wi-Fi 影響健康的證據已經足夠，很多歐洲國家不允許學校和圖書館安裝這種帶有輻射的電子設備。

電磁波污染無色無味，但又幾乎無處不在，比起空氣污染，起碼不清新的空氣還可能有一點異味，但電磁波污染的存在根本無法知道。人走進有電磁波污染的環境不會當場感到不適，危害是積累性的，譬如每天到固定的地方上學、上班，或者有電磁波污染的家居環境。當人體長期受電磁波污染，大腦可能始終沒有意識，但身體的免疫系統其實一直在默默承受，好像一株不斷受狂風吹壓的樹，總有被吹折的一刻，疾病就這樣開始了。

這種來自電磁波的疾病永遠無法治好，可能經過醫生再三檢查還是查不出病因，除非有天意識到是電磁波影響，然後離開或者消除電磁波環境，健康才有可能開始改善。很感謝 Vivien Hung 女士的分享，幫助大家活得更健康，您是一位大使。

102

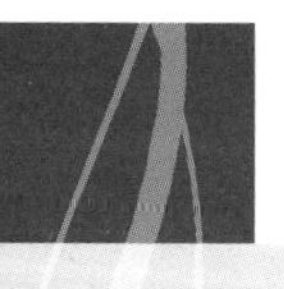

番茄是最 Top 食物

番茄在 2002 年榮登美國《時代雜誌》「十大風雲食物」的榜首，吃番茄是為了茄紅素，生番茄很難被腸胃吸收，所以番茄要用油過一下，茄紅素才容易被釋放和被吸收。提醒大家不要選用普通超市精煉油。番茄是脂溶性，如果生吃，需要加上一些山茶油、椰子油或橄欖油，才吃到其中的茄紅素。

番茄可減少皮膚受輻射損傷，長期食用番茄的人，受輻射損傷較輕，由輻射所引起的死亡率也較低。輻射後的皮膚，番茄紅素含量減少 31-46%，其他成分含量幾乎不變。番茄紅素消滅侵入人體的自由基，在肌膚表層形成一道天然屏障，能有效阻止外界紫外線、減低輻射對肌膚的傷害，並可促進血液中膠原蛋白和彈性蛋白的結合，使肌膚充滿彈性。番茄紅素還有祛斑、減退色素的功效。番茄的吃法很重要，吃的方法不對就無法吃到茄紅素。

男人和女人應該每天吃番茄，對子宮頸、前列腺和胰臟有莫大好處，甚至可以預防這三個器官的癌變，只要每天吃一個番茄就能達到保護功效；其掃除自由基的效力為其他種類胡

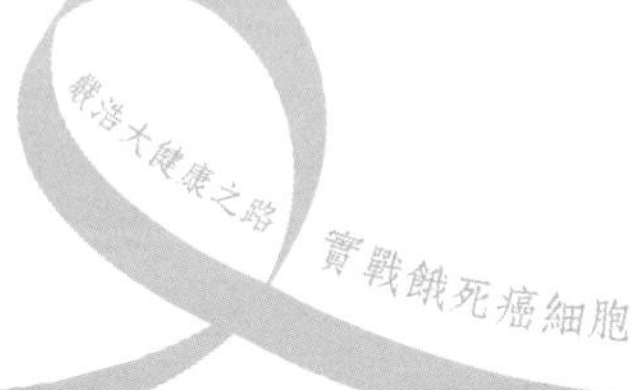

蘿蔔素的 2 倍、維他命 E 的百倍，所以也是抗衰老高手，最適合生活壓力大、自由基高的人。盡量少放鹽，攝取過量鹽分使血壓上升。

番茄對皮膚很好，我自己每天吃番茄，把做好的番茄混入小米粥，吃時再加上 1 湯匙椰子油，已經吃了起碼 10 年。我會用茶籽油將一個番茄稍微炒一下，一天分開兩餐或者三餐吃。小米祛濕補胃，椰子油滋潤皮膚，與番茄加起來吃的效果肯定更好。但請記得，要常吃，但不要一次多吃，如果長期多吃，也對身體造成壓力。

自從留意電磁波的危害後，才知道我每天吃的番茄還可以減少皮膚受輻射損傷，長期食用番茄的人，受輻射的損傷較輕，由輻射所引起的死亡率也較低。愈紅的番茄愈好。有些番茄屁股是尖的，是加了過量農藥的結果，不要吃。

註：有濕疹的人應暫時戒吃番茄。

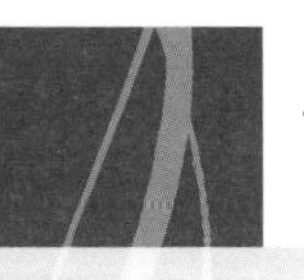

食療對抗電磁波

除了番茄對抗電磁波有一定功效，以下介紹的黑木耳及白木耳食療，有抗電磁波的作用。

黑木耳具有清胃、滌腸、防輻射的作用，其膠質可把殘留在人體消化系統內的灰塵、雜質及放射性物質吸附，集中起來再排出體外，從而起到清胃、滌腸、防輻射的作用。黑木耳的最大優勢在於可以幫助排出纖維素物質，使這些有害纖維在體內難以立足。

白木耳，就是銀耳，如同黑木耳一樣，有降血壓、降血脂、降血糖及預防動脈硬化等功效，同樣有抗輻射功效，不可不知的是，白木耳含有豐富的磷，對腦及神經系統有調節作用，可作為精神鎮靜劑，治療焦慮及失眠，這方面的特點與番茄有共通之處。同時，白木耳含有 17 種以上氨基酸及植物膠質，可通腸潤便、滋潤肌膚，對女性尤為適宜，有利皮膚這個特徵與番茄也相同。

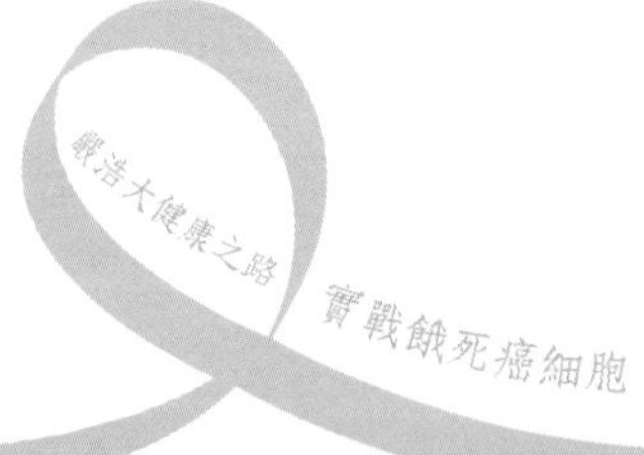

將白木耳及番茄一起煮，共同的特性如美容、安眠、抗電磁波、通血管會被多倍擴大。建議把白木耳煮好，番茄用油分別調理好之後，混在一起，稍微調味當晚餐，代替麵飯，或者當宵夜。好不好吃？比藥好吃，比藥有效，比藥無副作用，其他的只是口味問題。木耳還有通經的本事，台灣曾經有報道，有一名 50、60 歲的女人為了通血管每天吃木耳，結果意外通了經，這本來是好事，但據報道這個女人反而大吃一驚。

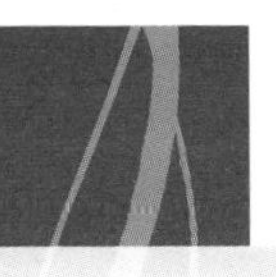

這些食物不簡單

尋常的食材對人體或抗輻射有着重要的作用，運用得宜，讓細胞不受輻射及電磁波的破壞。

1. 紫菜與海帶

二者皆能抗輻射、抗突變、抗氧化，與其含硒有關。硒是重要的微量元素，能增強機體免疫功能。海帶可以抑制免疫細胞凋亡而具有抗輻射、抗突變的作用，因此海帶可説是放射性物質的剋星。海帶還是人體的「清潔劑」，它是一種鹼性食物，有利於保持身體處於弱鹼性的環境。

目前的主流醫學中，治療癌症的方法是以電療和化療為主，以上紫菜與海帶的特性，有可能減輕這種治療所帶來的傷害。海帶是一種鹼性食物，有利於保持身體處於弱鹼性的環境，含有的膠質有黏附作用，可以把體內的輻射性物質黏附出來，排出體外。由於膠原蛋白豐富，具有修復受損肌膚的功能，所以具美容作用。但海帶寒性，不宜一次吃過多。

2. 辣椒、黑胡椒、咖喱、生薑、黃薑等香辛料

可以保護細胞 DNA，不受輻射破壞，宜常吃但不宜多吃，胃熱、肝熱、晚睡的人不適合吃，會出現口腔潰瘍。

3. 豬血

把進入人體的粉塵、有害含輻射的金屬微粒沉澱下來，然後排出體外，但現代人吃的豬不知道是用甚麼飼料餵養，通常是灌飽了抗生素，內臟與血是這些廢物的重災區。癌症患者不適合。

4. 大部分黑色食品

這類食品具有補腎、抗氧化作用，例如黑芝麻、黑米、黑麥、黑豆、黑木耳、黑香菇、黑棗、烏雞、黑海參、紫菜、海帶、桑椹等。

「腎主骨，升髓，通於腦」，骨髓是人體精華，是由腎精所化生；所以，腎功能的好壞也影響腦功能。脊髓、骨髓和腦髓是相通的，中醫將腦稱為「髓海」，原因是骨髓「百川匯海」到腦。記憶力減退、注意力不集中、總是感覺疲勞，是腎虛了，引起智力活動下降。

5. 綠豆

有強力解毒功效，解除多種毒素，降低膽固醇、保肝、抗過敏，夏秋季節比較適合食用。建議隔日輪流加入少量黑糖、楓葉糖漿或蜂蜜調味。

6. 苦瓜

含有明顯抗癌的活性蛋白質，能夠激發體內免疫系統防禦功能，增加免疫細胞的活性；苦瓜也利經血調順。苦瓜性寒，但可藉由加熱改變屬性，苦瓜加適量薑烹煮，讓苦瓜屬性變得平和。胃虛的人宜適量進食苦瓜，過多可能拉肚子。還是同樣一句話，經常吃，不要一次多吃。

這些抗電磁波輻射的食物，除了豬血外，也適合需要服用布緯食療的人，很多抗輻射的食物也具抗癌作用，這其中一定有原因。

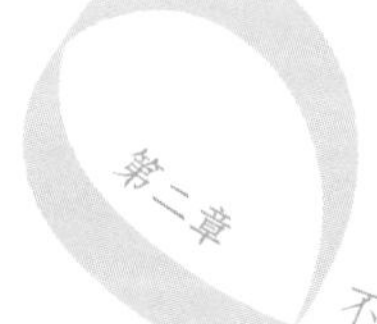

第三章

教你餓死癌細胞

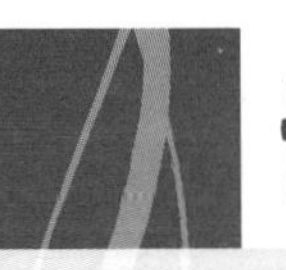

體內基因組的守護者

P53 基因是我們細胞的守護者，保護 P53 等於保護自己！

人體內的細胞每分每秒都在分裂複製，一天中，這項工作的總量達到 7 千萬次。一個人在他的工作中總難免發生一些錯誤，即使再謹小慎微，失誤也在所難免，工作量愈大愈密集，出錯機率愈高，這是概率注定；細胞也一樣，在不間斷的分裂和複製中不可避免出錯。通常這些錯誤無傷大雅，但如果這些錯誤發生在 P53 的基因上，則可能在我們體內造成大災難——細胞產生癌變。

P53 被稱為腫瘤抑制基因，它的主要任務是——確保細胞在複製分裂的過程中保持健康，一旦發現任何可疑，它會立即踩煞車掣，令細胞停止複製，以便 DNA 有足夠時間進行自我修復。如果最終修復失敗，P53 會啟動細胞的自殺機制，讓這個有缺陷的細胞自我毀滅，所以 P53 基因又被稱為「基因組的守護者」。

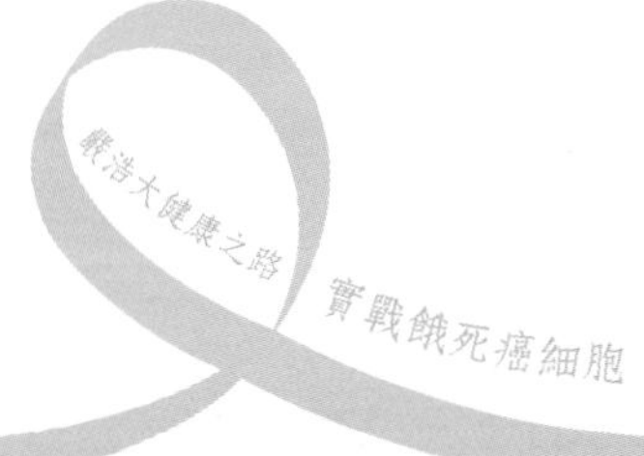

每次我對人體的結構愈加深了解，對大自然的敬畏就更增加，科幻電影原來從遠古開始已在人體和動物身體中開展，也在一切植物和微生物中發展。對大自然敬畏的結果，是出現一個長期困擾人類的疑問——雖然我們是大自然的「高科技產物」，但每天也在營營役役生活，不知道存在是為了甚麼。

為了不讓細胞產生癌變，我們必須主動保護 P53 基因，P53 是我們細胞的守護者，保護 P53 等於保護自己！

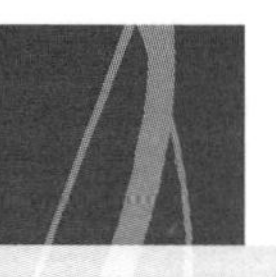

細胞每天複製 7 千萬次

體內的細胞每天進行大約 7 千萬次的複製工作！7 千萬次的複製不可以出現錯誤，特別是當錯誤發生在特別的基因上，則可能令細胞產生癌變。

從太空回看地球，是怎樣的？

太空探險電影《引力邊緣》與《星際啟示錄》，讓我們看到夢幻一樣的畫面——地球是一個藍色的星球，在太空安靜、從容地旋轉，存在於寧靜祥和之中。

但身在地球上的我們，又有甚麼樣的體會？

這個世界每天被喧鬧與忙碌塞得滿滿的——交談聲、鞋履聲、手機聲、電子音樂、電視聲、汽車聲、輪船汽笛聲、飛機製造的巨響……在那些和平未曾降臨的地區，還有各種爆炸聲、抗議聲、叫喊聲、哭聲、槍聲……世人看世間事，又是另一番光景——這個地球從來沒有安寧過。

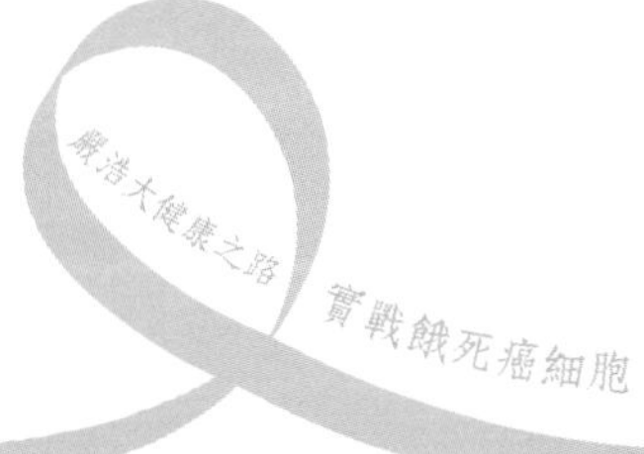

有意思的是，我們的人體也一樣。從外表看來，一個端坐讀書的人，衣着整齊，氣息平和，在他身上似乎甚麼也沒有發生。然而，他體內的世界又怎樣？心臟正努力把血液泵向身體各處；肝臟正忙碌地過濾血液中的毒素；腸胃正緊張地消化食物，獲取養分；大腦在收集評估從外界傳來的各種資訊，同時也在監控着所有器官進行的日常工作。

再細微一點，我們體內的細胞，每天都要進行大約 7 千萬次的複製工作！7 千萬次的複製不可以出現錯誤，特別是當錯誤發生在一些特別的基因上，則可能令細胞產生癌變。

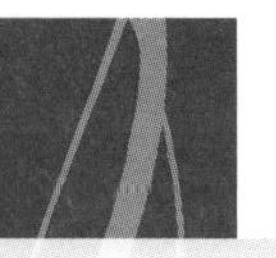

70 種病同一個病因

總的來說，有約 70 種疾病正影響着世上 10 億人口，它們表面上與血管毫無關係，但事實上，這些疾病以異常血管增生為共同特徵。明白這一點，能讓我們重新思考如何通過控制血管增生來治療這些疾病。

70 種病同一個病因，以異常血管增生為共同特徵，根據美國癌症研究專家、美國血管增生基金會共同創始人李威廉醫生（Dr.William Li）的科研結果，治療和預防異常血管增生的特效藥來自我們廚房的食物！癌症腫瘤是現代人的主要殺手，到底腫瘤是怎樣形成的？每個人的身體都有癌細胞，它們處於一個甚麼樣的狀態？美國腫瘤專家李醫生非常生動具體地為我們講解。

李威廉醫生說：「腫瘤是一團深灰色的細胞團，在顯微鏡下，數以百計的血管和微血管正在餵養癌細胞，將氧氣和養分帶給它們。然而，腫瘤開始時並沒有血液供給，原初的腫瘤在顯微鏡下是小細胞群，它們頂多長成半立方毫米，大概筆尖大小。這些腫瘤長不大就是因為它們沒有血液供給，也就沒

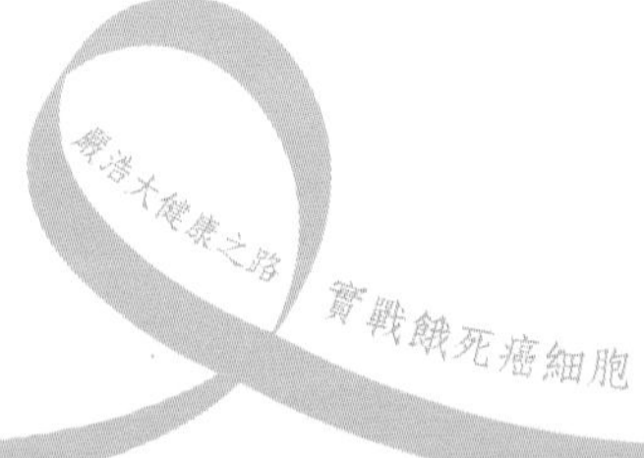

有足夠的氧氣和養分。我們體內隨時都可能在形成這些微腫瘤。從死於癌症的病人解剖得知，40、50 歲的女性，有 40% 的人在乳房內有微腫瘤；年約 50、60 歲的男性，有 50% 在前列腺裏有微腫瘤；當我們到 70 歲以後，100% 的人在甲狀腺裏有生長中的微腫瘤。然而，在沒有血液供給的情況下，大部分這樣的微腫瘤無法為害。我的導師佛克曼醫師也是血管增生研究的先驅者，説這些微腫瘤是『非病腫瘤』。」

血管掌管人生死

當血管增生失去平衡，會成為非常嚴重的病……
如癌症、失明、關節炎、肥胖、腦退化症……

李威廉醫生（Dr.William Li）在 2010 年 2 月受邀在知名的 TED 講堂發表演說，演說主題是如何利用食療阻截血液供給腫瘤，令腫瘤萎縮。李威廉醫生的開創性工作影響了 70 多種疾病，包括癌症、糖尿病、失明、心臟病和肥胖症。

李醫生的抗血管增生癌症法，等於是一場醫學革命，這個方法是藉着切斷血液供給腫瘤來治療癌症，跟化療完全不同，而且用的是食療！

李威廉醫生說：「為甚麼我們在乎血管呢？因為我們身上到處都是血管，如果將一個標準身材的成人體內血管頭尾相連，長度竟達 10 萬公里，可繞地球整整兩圈！最小的血管稱為微血管，我們體內約有 190 億條微血管。微血管其實是雙刃劍，可以活人，也可以殺人。當活人的時候，能因應不同環境出現不同形式，在肝臟的微血管是讓血液排毒的管道；在肺臟的微血管則形成氣囊，幫助氣體交換；在肌肉的微血管，使肌肉收縮時血液循環不會中斷；在神經的微血管蜿蜒

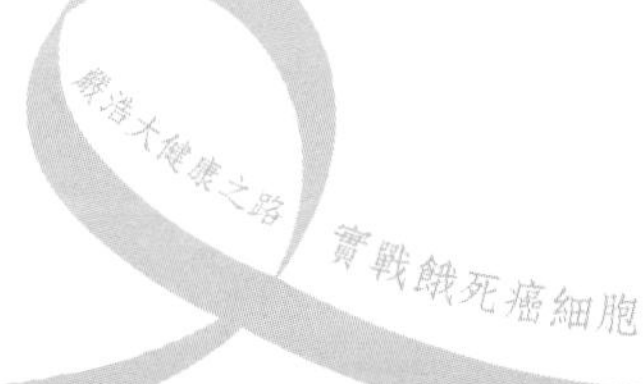

如電線，維持神經細胞的活力。

「我們身上大部分血管，都是在胎兒時期就長出來的。正常情況下，成人身上的血管不會自發地增生，某些特別情況則是例外。每個月女人的子宮裏，血管會增生形成內膜，懷孕時子宮內膜將演變成胎盤，就是母親和寶寶間的連結。我們受傷時，在傷疤下，數以百計的微血管會不斷增生以幫助傷口癒合。

「當血管增生失去平衡，就會成為非常嚴重的病，如果血管增生不夠，傷口就不會癒合，或者引起心肌梗塞、足部血液循環不良，甚至中風死亡，或是傷害神經；相反，血管增生過多也會造成疾病，如癌症、失明、關節炎、肥胖、腦退化症……」

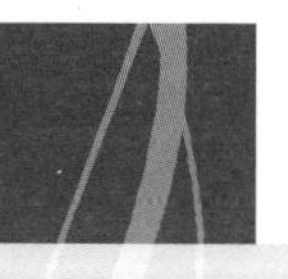

怎樣逼癌細胞自殺？

如何防止癌細胞擴散？海密斯教授的演講帶來一個重要線索。

癌細胞需要無氧呼吸（anaerobic respiration），氧氣充足的地方，癌細胞活不長。

根據專家的意見，人體每天都會產生癌細胞，癌細胞也每天被免疫系統找到，找到後就打倒消滅。我們必須為免疫系統製造健康條件，首先要保持身體內部的酸鹼平衡，讓細胞的生活環境充滿養分和氧氣。

相反，癌細胞需要無氧呼吸，氧氣充足的地方，癌細胞活不長。血液中充滿氧氣，癌細胞就被迫自殺，真的好像吸血殭屍電影的情節一樣。因此，請注意，如果得病後躲在室內，拉上窗簾，心情抑鬱，自己嚇自己，病情一定往不好的方向反覆。

所以，布緯博士一再強調每天做輕量帶氧運動，譬如散步、打太極、呼吸新鮮空氣，同時推動淋巴排毒。適量曬太陽也有助身體製造維他命 D，維他命 D 可以幫助身體吸收鈣質，鈣是防止癌細胞擴散的重要微量元素！服用布緯食療為血液

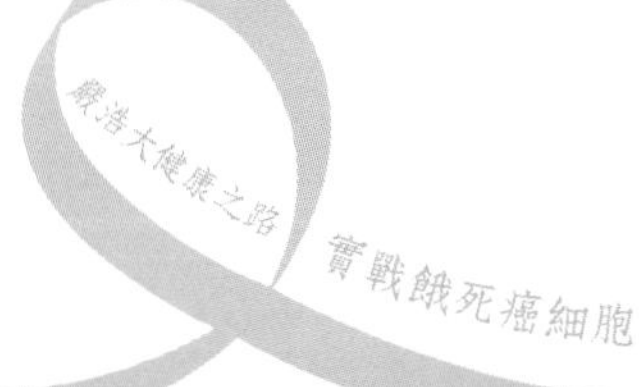

提高帶氧量，同時保護細胞膜健康。大部分肉類都是酸性，癌細胞的無氧呼吸造成大量乳酸（lactic acid）廢物，也增加血液酸性，這些都不利健康細胞生存。

我們身體有 60 萬億個細胞，細胞之間互相黏連，為了防止細胞滑動需要使用膠合劑，讓細胞緊緊固定在原來位置，但身體沒有萬能膠水，能夠勝任這項工作的是微量元素鈣。

鈣能將細胞固定在原來的位置上（cell adhesion）。如果其中有些細胞變成癌細胞，鈣就把癌細胞固定在原來地方，免疫系統隨之調動白血球趕到叛軍所在地，把被鎖定的癌細胞就地處決。鈣可以封鎖細胞膜，防止癌細胞遷往他處，這樣癌細胞就無法擴散。

細胞之間的黏合非常重要，一些入侵性的必要健康檢查，有可能破壞細胞膜，包括乳房 X 光檢查、前列腺檢查或組織切片檢查等，教授建議最好先補充鈣質，保護細胞膜，萬一細胞受損也能更快癒合。

多得廣告宣傳，社會上對「補鈣改善骨質疏鬆」這個概念並不陌生，但沒有多少人了解鈣是癌細胞其中一個殺手。奇亞籽和莧菜籽都是高鈣食品，每食用 100 克可提供 159-180 毫克鈣質，鈣質含量比牛奶還要高。

在忙着補鈣之前，更重要的是防止身體變得過分酸性，甚麼令身體過分酸性？吃太多肉類、糖、甜品和奶製品；體內太多重金屬；精神持續緊張；情緒差和休息不足；缺乏運動；飲用過多咖啡、酒及冷飲；抽煙；缺乏 Omega-3 和新鮮蔬果等。

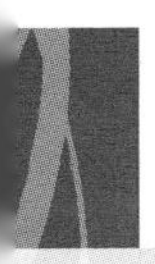

脂肪與腫瘤都需要吸血

血管增生不止存在於腫瘤，人體任何部分出現毛病都可能有這個問題，包括肥胖，這是李威廉醫生的講話內容，在他眼中，肥胖也是疾病。

李威廉醫生說：「研究顯示，脂肪組織的形成跟血管增生也高度相關，一如癌症，脂肪與血管同時生長。我們是否可以阻斷血液供應使脂肪萎縮？」

摸摸我們的肥肚腩，原來存在我們臭皮囊的脂肪不會變臭，是因為身體特意為脂肪增生了微血管，用我們有限的鮮血為脂肪供應血液！怪不得肥人容易累，不夠血是其中一個原因。

李威廉醫生：「如果你給一隻肥老鼠輸入抗血管增生藥物，脂肪會減少，牠們會變瘦，一旦停藥，體重便會回升。若重新輸入藥物體重則再次下降，停止輸入藥物，體重又回升。利用遏制血管增生的藥物，我們能讓老鼠的體重上上下下變動！這個用來治療癌症的療法，也許是治療肥胖疾病的新療法。這個實驗最有趣的部分是，我們無法用這個藥讓肥老鼠的體重降得比正常老鼠低。這個實驗說明血管增生與健康之間的關係舉足輕重。」

想減肥的人士不要去找這些藥，在這本書討論的天然食物對血管增生的治療效果比藥物高，這個食療勝於藥的發現本身，就是李威廉醫生和他團隊的科研成果。

食物本身就是我們一日三次的化療

癌症腫瘤需要血液供應，如果沒有血液供應，腫瘤自然就會凋謝。

我經常說，上天有好生之德，既然大自然能夠把人製造出來，大自然的「藥房」也必定為我們準備好治病的天然食物，人要做的只是把這些食物找出來。

我與讀者互動多年，不斷收到他們的感謝信，大家都是從食療重新獲得了健康。「大自然的藥房」這句話本來我只是有感而發，想不到在太平洋彼岸，竟然有一位癌症專家與我有相同的感悟。在化學被應用於藥劑之前，食物就是藥，我早就說過，終有一天最古老的方法會是最前衛的方法。

癌症腫瘤需要血液供應，如果沒有血液供應，腫瘤自然就會凋謝，研究血管與癌症的關係是一個新興的科研專題。

2010 年 2 月，美國血管增生基金會共同創始人、癌症研究專家李威廉（Dr. William Li），受邀在知名的 TED 講堂發表演說時指出：「無論是哪種癌症都以血管增生為重要特徵，若沒有血液供給，原初的腫瘤最多長成半立方毫米大小。」

他續說：「如果自然之母已給我們提示，那麼重視飲食是未來醫藥的新方向，食物本身就是我們一日三次的化療。」

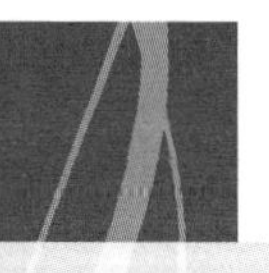

主流西醫反璞歸真

番茄是很好的茄紅素來源，茄紅素能減少血管增生。

美國腫瘤學者李威廉醫生反璞歸真，從大自然找到抗癌食物：「我自問，為甚麼一些癌症的治療效果不好？很明顯，是因為太晚才開始治療，當腫瘤已生成，往往已擴散或已轉移……當我回到癌症生成的原因，我注意到不良飲食造成其中 30-35% 的高比例！是否可以不吃這種食物？我同時想，是否可以在飲食加入抗血管增生的食物，來提升體內的防禦系統？我們有可能藉着吃來餓死癌細胞嗎？研究把我們帶到市場、農場跟香料櫃，大地母親留下了大量天然遏制血管增生的食物、飲料和藥草！

「我們發現紅葡萄萃取物的白藜蘆醇（在紅酒找到），能遏制 60% 異常血管增生；草莓萃取物有遏制血管增生的效果；大豆萃取物也是。我們測試了四種市面常見的茶，是否有抗血管增生的效果——香片、日本煎茶、伯爵茶和一種我們配製的茶。這個研究顯示，茶在單獨使用時效果不高，當把兩種茶混合起來時，抗血管增生的效果比各自單獨使用來得高，

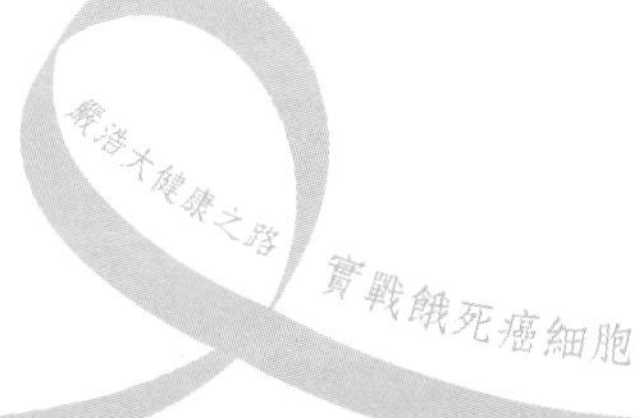

也就是說這些合拼食物有『協同效應』。

「遏制了血管增生，腫瘤就自然凋謝，西藥也有藥物遏制血管增生，我們把西藥與食物的效果做個比較，其中包括常見的抗癌藥 Statin 和非類固醇消炎劑，從實驗中發現，某些食物的效果甚至比藥物好，如大豆、荷蘭芹、大蒜、葡萄及各種漿果類（譬如藍莓等等）。這或許意味着在廚房就能找到抗癌症的良藥！」

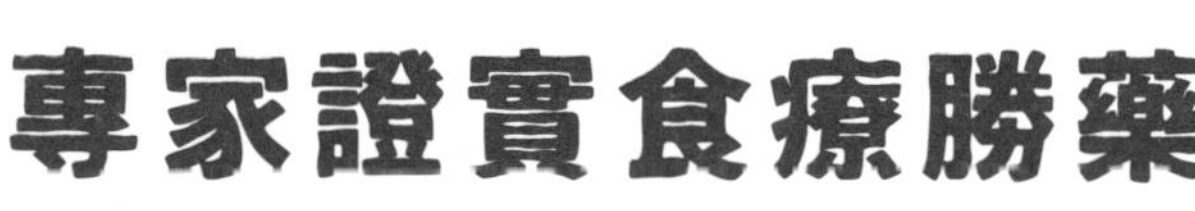

專家證實食療勝藥

李威廉醫生：「我們的身體有平衡血管增生的能力，當身體運作良好，就能避免血管餵養腫瘤生長；一旦腫瘤周圍出現血管增生，它們就能以倍數生長，這就是腫瘤如何從無害變有害的實情。」

「甚麼稱為轉移？一旦血管進入腫瘤，腫瘤就能擴張，侵犯周邊的組織，在血管餵養腫瘤的同時，腫瘤得以進入循環系統，這就是所謂轉移。當血管開始增生，腫瘤也同時瘋狂增生；但不幸的是，在這個癌症發展的最後階段，轉移癌幾乎不可能被主流醫學診治。」

癌症真的很可怕，但毋須擔心，腫瘤專家李威廉醫生證實食療對一些癌症的治療效果比藥還要好。在西方主流醫學中，一場靜默的革命正在開始。食療治癌症，在我們的讀者中間已有不少成功例子。

李威廉醫生與他的導師從血管與食療的角度思考改善各種重病，是醫學上的突破，這需要勇氣及遠見。一個成功的人也是一位思想家，李醫生引用另一位科學家——阿爾伯特・森特・哲爾吉（Nagyrápolti Szent-Györgyi Albert）的話抒發他的感想：「見眾人所見，思無人所想。」

阿爾伯特．森特．哲爾吉（1893-1986年）是匈牙利醫學家，他發現維他命C，是最早研究自由基和癌症關係的科學家之一，也是20世紀最著名的科學家之一，曾獲得1937年諾貝爾醫學獎。

「見眾人所見，思無人所想」，我會把這句話抄下來，寫成大字掛在牆上。

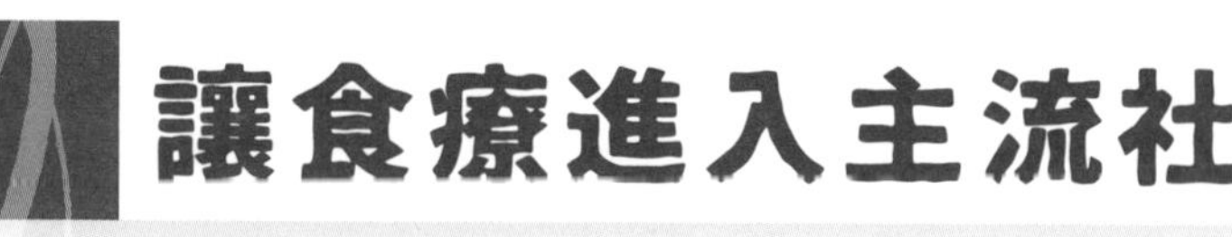

讓食療進入主流社會

食物可以治病，還可以治包括癌症的重病，這個事實在現代主流醫學中不被重視，但不等於不存在，美國腫瘤學者李威廉醫生是少數確認這個事實，而且積極開拓治病新方法的西方主流醫生。

李威廉醫生說：「最好的證據來自一個哈佛大學科研資料，科學家花了 20 年，追蹤調查了 7 萬 9 千人，最終的發現是，每週攝取烹煮過的番茄二至三次的男性，患前列腺癌的機率比其他人降低一半。我們現在知道，番茄是很好的茄紅素來源，而茄紅素能減少血管增生。」

茄紅素是脂溶性，能吃到茄紅素的最好方法是用油稍微炒番茄。

讓食療進入主流社會不只是醫療系統的事，還需要社會其他部門配合，譬如對市民的教育，也需要主流社會認同。

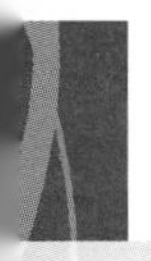

食療打倒腫瘤

一位讀者 A. Yang 來信：「我在去年 8 月確診患上肺癌，同時骨同肝都有。我舅仔在網上看了你的介紹，我開始食用布緯療法，我當時癌指數有 3 千多，但我食用後現在指數已回落到 10。因為身體比較瘦，想問問現在喝一點魚湯可以嗎？有甚麼更好提議？」

先回憶一下美國腫瘤專家李威廉醫生的話：「無論是哪種癌症都以血管增生為重要特徵，若沒有血液供給，原初的腫瘤頂多長成半立方毫米大小……我們能藉着吃來餓死癌症嗎？這問題的答案——是的！我們發現大地母親留下大量能夠天然遏制血管增生的食物、飲料和藥草。」

魚湯可以喝，癌症不可以吃肉，但患者需要吃魚以補充蛋白質，魚含 Omega-3 脂肪酸，是打擊癌細胞的重要食療，肥魚效果更好，譬如馬友、盲槽、銀鱈魚、鯧魚、紅衫魚、比目魚、鱒魚、三文魚、鯡魚等。核桃、南瓜籽等堅果也含 Omega-3，但含量比油少。這些食物，不論用作防患、治療、強化免疫系統或化療後康復，都應該永遠放在餐桌上。

130

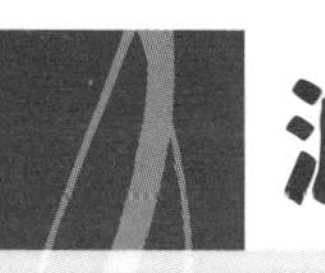

減肥又消滅腫瘤

以下的食物經過李威廉醫生和他的團隊認證，可以有效截斷血液輸送到腫瘤，使腫瘤自然枯萎。

據李醫生的講話，這些食物對減肥也一樣有效，肥胖是現代流行病的罪魁禍首，包括癌症、糖尿病、心臟病、高血壓、中風等；根據他的演講，知道這些食物可以治療約 70 種疾病。

這類食物包括：綠茶、草莓（strawberry）、黑加侖子（blackberry）、覆盆子（raspberry）、藍莓、橙、西柚、檸檬、蘋果、菠蘿、櫻桃、紅葡萄、紅酒、白菜、甘藍菜（Kale 即十字科菜，包括椰菜、西蘭花、蘿蔔、捲心菜等）、黃豆、人參、松茸蘑菇、甘草、黃薑、豆蔻（nutmeg）、朝鮮薊（artichoke）、薰衣草、南瓜、海參、吞拿魚、芫荽（parsley）、蒜頭、番茄、橄欖油、葡萄籽油、黑朱古力……但這並不是全部，另外還有洋葱、亞麻籽油、山茶油、椰子油及各種豆類、奇亞籽、還有博士發明的布緯食療等等。大自然的藥櫥不可思議。

註：如果服食布緯食療，要避免吃黃豆。

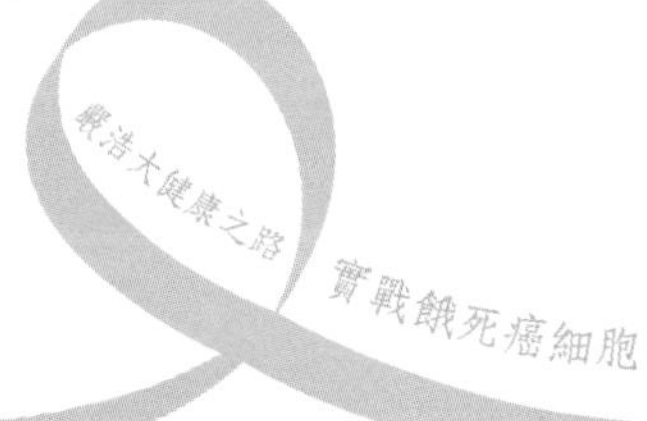

糖和肉類是癌細胞最喜歡吃的食物，有癌症不可以吃任何用白糖做的甜品，但可以吃一些蜂蜜。李醫生列出可以吃的食物包括海參與吞拿魚，布緯博士也說過可以吃一些新鮮的魚。

根據國際布緯食療網站的資料，可以吃生的三文魚，吃魚腩肥的部位更好，但建議是澳洲塔斯馬尼亞（Tasmania）出產的野生三文魚，這一點在香港有難度。資料建議吃三文魚，因為魚油中的 Omega-3 豐富，癌細胞無法吃到 Omega-3，癌症患者則需要 Omega-3。香港有馬油魚、鱈魚、比目魚，這些魚都有豐富的 Omega-3，蒸熟了吃。雞蛋也可以適量吃。

比起藥物，這些食物不貴，而主流醫藥治療癌症的費用卻可以令一個家庭傾家蕩產，但效果令人存疑。李威廉醫生說：「對這個世界許多人來說，藉食療治療癌症可能是唯一的選擇，不是每個人能夠負擔末期癌症治療的費用。但每個人，不論在任何國家和地域，都可以通過食療受惠。」

這位主流腫瘤專家把科學和理性帶進了欠缺完美的西方醫學。

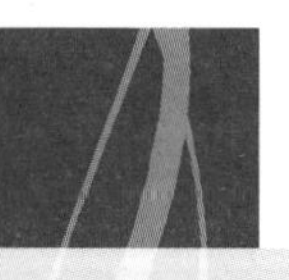

降血壓妙品紅菜頭

紅菜頭（beetroot）是近年科學家重點研究、有治療效果的蔬菜之一。2010 年，倫敦瑪莉皇后大學研究人員將病人分成兩批，其中一批每日喝 250 毫升（一滿水杯）紅菜頭汁，另一批則服用降血壓的硝酸鹽（Nitrate）藥片。

結果，兩批病人的血壓在幾個小時內都顯著下降，證明大自然中有很好的降血壓食物。澳洲墨爾本貝克心臟與糖尿病研究所亦指出，每天飲用 500 毫升紅菜頭汁，可於 6 小時內降低血壓；若長期飲用，因心臟病而死亡的機會更減低一成。

專家解釋，紅菜頭中含有的硝酸鹽，可促進口腔細菌轉化成氣體一氧化氮，血管與動脈得以擴張，令血液的氧含量增加，促進腦部血液循環，改善柏金遜症與老年癡呆。紅菜頭的甜菜紅素極具抗氧化及抗癌作用，是蔬果界的抗癌明星。

以下是一個綜合性的蔬果汁，根據李威廉醫生所認可的抗癌果系列作組合。這只是其中一個建議的吃法，有需要人士可隨意參照李醫生建議的蔬果菜單自由組合。

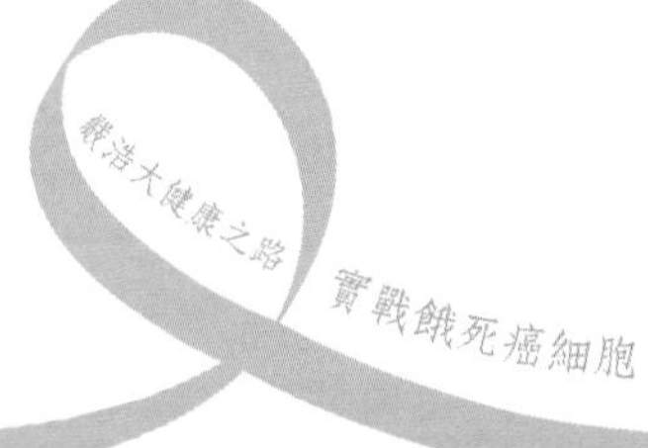

材料：紅菜頭 1 塊、中型紅蘿蔔 1 個、青蘋果適量、西芹適量、西蘭花適量、檸檬適量（去核，削去黃皮）、薑 1 片（參考〈服食布緯必須注意〉p.178）。平時堅持喝紅葡萄汁，連皮連核一起攪拌打爛。此外，可以多吃堅果。

根據李醫生與團隊的研究，上文介紹的食物都有截斷血液輸送到腫瘤與脂肪的療效，腫瘤因而枯萎，脂肪也逐漸消失。腫瘤與肥胖的原因來自同一個原因——血管增生。

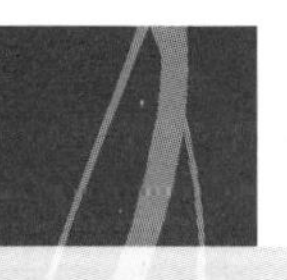

素食也有好與壞

人體需要蛋白質，肉類和植物提供蛋白質，但肉吃得太多，肉類蛋白質過剩，血液中的酸性太高，會增加腎臟的負荷。

腎的功能是平衡血液中的酸鹼度，酸鹼度失衡只要超過小數位後一點點，就會引起生命危險，這是腎的最重要工作。在這之前是產生過量尿酸，吃肉太多的人一定會尿酸高；所以如果尿酸高，腎已經病了。身體中的重金屬毒素是由腎臟排出，但排除卻非常不易，一定要評估從何而來，譬如經常吃罐頭、使用鋁鍋、鋁製片等。

人體中的生化組織和各部門之間的聯繫方式，真是細緻到匪夷所思，但都是天作而成。

話說回來，為甚麼長吃素的人也一樣又糖尿病又換腎？根據網上《美國腎病學會臨床雜誌》（*Clinical Journal of the American Society of Nephrology*）資料，約翰斯・霍普金斯大學 The Johns Hopkins University 等機構研究人員分析了 1 萬 4 千多名成年人的飲食習慣和腎功能狀況，並對其中一半人開展 24 年以上的追蹤調查，總計 4,343 人在研究期間患上慢性腎病。研究發現，與很少吃健康素食的人相比，堅持健康素食的人患腎病風險要低 14%；與很少吃不健康素食的人相比，常吃不健康素食的人患腎病風險會高出 11%。

健康素食飲食包括堅持吃全穀物食品，蘋果、梨、橙子等水果，深色綠葉菜、西蘭花、四季豆等蔬菜、各種堅果等。不健康素食飲食主要指常吃馬鈴薯等富含澱粉的食物，也包括白米、白麵、假肉、素食店的齋滷味，以喝高糖果汁代替吃水果、喝含糖飲料、吃糖、蛋糕和高糖朱古力等。還有以下七種行為傷腎——長期熬夜、久坐少動、經常憋尿、吃得太鹹、暴飲暴食、煙酒無度、濫用藥物。

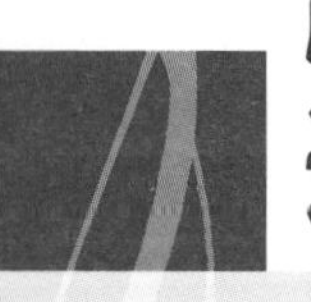

膽固醇到底是好人還是壞人？

吃太多白糖、甜品、肉類、垃圾食品及精煉加工食物，會令血糖飈升，不但令胰臟負荷加重，更會增加血液的酸性，傷害血管壁，引發膽固醇趕過來修補。

這裏出現一個疑問：膽固醇到底是好人還是壞人？

「膽固醇會造成動脈硬化」的說法，始於1913年俄羅斯一名叫阿尼奇科夫的研究者進行一項兔子實驗。1960年代，又被美國一個間接證據「確認」，世界醫學界就此認為——當低密度脂蛋白的濃度過高，就會提高心血管疾病的發生率；於是，各種神藥就此上市。

現在又發現——由此研發的降血脂藥物Statin，僅降低約1%不到的心血管疾病所造成的死亡率。到今天，「壞膽固醇(LDL)」這個說法已全盤遭到否定，膽固醇之所以會集中在血管，是為了修復發炎的血管細胞，並不是動脈硬化的「原因」，而是「結果」；換句話說，這些趕來修補血管壁的膽固醇，竟被業界咒罵「壞膽固醇」，如果沒有這些為主人健康而犧牲自己的膽固醇，這個貪吃的主人早就死於血管壁破裂！

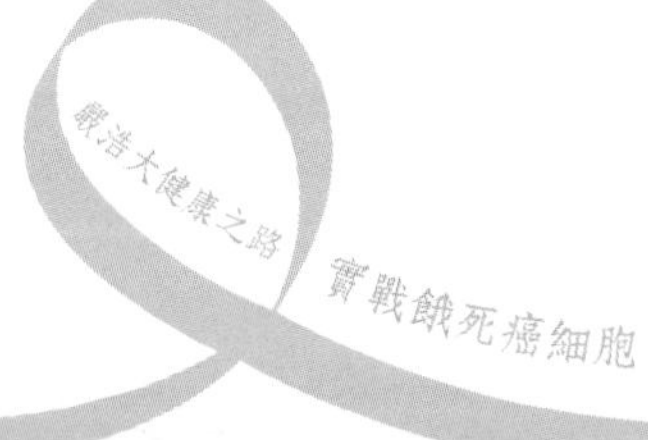

沉澱在血管壁的斑塊，是已經氧化的低密度脂蛋白（oxLDL），oxLDL 會卡在血管壁上，但低密度脂蛋白並不會。真相大白——造成動脈硬化真正的原因，是糖類攝取過量所導致的飯後高血糖，或不良油脂所導致的炎症所致，是貪吃、亂吃搞垮了身體！所以，一日三餐，蔬菜不要加糖，不要吃白米飯、白麵，不要吃任何白糖做的甜品，這是一個有療效的健康飲食開始。

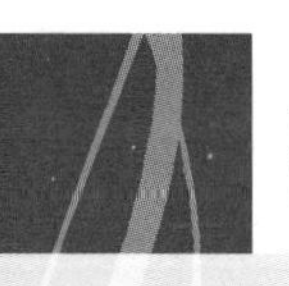

癌症的飲食

癌症化療後不應該吃甚麼？克雷布斯博士〈Dr. Krebs〉父子是美國另類癌症醫生，他們要求病人不准吃肉。

癌症可以說是一種多元缺乏症（Deficiency disease），癌症患者多數缺乏兩種營養素——消化蛋白質的胰酵素和維他命 B_{17}。他認為病人已經缺乏胰臟酵素了，不能再吃肉來消耗更多的胰臟酵素；缺乏胰臟酵素，癌症細胞就可以躲過免疫系統的監視，這時飲食中如有足夠的維他命 B_{17}，就能提供了身體的第二道防線。

得癌症後禁止吃肉，德國布緯博士在 50 年代初已經明確提出。

如果有癌症，最重要的就是在短期內盡可能攝取最大量維他命 B_{17}。

克雷布斯博士建議成人每日吃 10 粒帶苦味的杏子果仁（就是中國的苦杏仁，也稱北杏）來預防癌症，每日 20-30 粒為癌症病人的營養補充品，建議從 10 粒開始，用一天的時間逐漸加，稍有噁心反應，則減少食用量，身體適應後再增加。其他含豐富維他命 B_{17} 的食物有：桃子（peach）、蘋果、美國棗子（prunes）、李子、櫻桃、竹筍、夏威夷果仁（macadamia nuts）及油桃（nectarines）等等。中藥的北杏含有維他命 B_{17}，中醫傳統上用苦杏仁的劑量是 3-9 克沖泡，因苦杏仁有毒性，過量可中毒致死，所以不要一次多吃，在一天中分開吃，如有懷疑便不吃或少吃。

很多食物都有餓死癌細胞的作用，豆類包括：芸豆、鷹嘴豆、豌豆，黑豆、綠豆、青豆、扁豆、皇帝豆等；穀物包括：糙米、黑米、小米，蕎麥、葵花籽、奇亞籽、莧菜籽、亞麻籽、南瓜籽、芝麻等。還有淮山、木薯，甘薯等。各種漿果和水果，包括：獼猴桃（奇異果）、藍莓、桑椹、青木瓜（含胰臟酵素）、木瓜、草莓等。當然還有各種菜、瓜、堅果。

大自然的藥櫥中，早已經為我們準備了豐富的食療！各種穀物、豆類可以任意選幾種，用水泡過夜，之後用攪拌機打碎，煮成粥。我們家會把糙米加上小米、莧菜籽，有時候加上蕎麥米，先泡水，然後正常做飯；還可以加上喜歡的豆類，也可以加上菜粒、紅蘿蔔粒等；有時候也會加入超級健康食物黃薑粉，或者九層塔、羅勒一類香料。

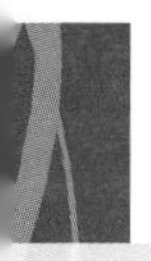

癌症細胞搶肉吃

有了癌症，要完全戒肉，癌細胞搶肉吃，健康細胞搶不過它們。我在專欄中不時說到的東子師傅是中國氣功師，他有不少癌症病人，我在專欄中寫癌症飲食的事他並不了解，有一天我們見面的時候，他說起他的癌症病人，「只要一吃肉，我能感覺到營養都往腫瘤跑，癌細胞搶肉吃。」

這是氣功治療師在治療癌症病人時的發現，是珍貴的第一手臨床經驗。三藩市癌症專科醫生克雷布斯博士（Dr. Krebs）是通過化驗室得出的結果；東子師傅是通過自己的手感探測到病者身上的氣流變化，得出的結果與化驗室的一樣，反證了這位西方專家的說法。

不過話說回來，無論 Dr. Krebs 和東子師傅，都不是傳統醫學所認可的「正統療法」，知道為甚麼嗎？「在 700 億美元的化療工業的今天，依靠癌症討生活的人數比死於癌症的人還多。」傳統醫學不可能不知道化療法漏洞百出，但也已經很難回頭，如果可以多少補救一點，是一顆為了病人而保持開放的心。

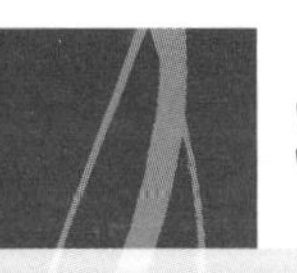

癌症不可吃肉

「醫生要求他的病人吃素及改變飲食習慣，不准吃肉。病人已經缺乏胰酵素了，不能再吃肉來消耗更多的胰酵素。缺乏胰酵素，癌症細胞就可以通過免疫系統的監視。如果病人吃肉，癌症就會復發。」這是三藩市癌症專科醫生克雷布斯博士（Dr.Krebs）父子兩代人的臨床研究結果。

癌症病人不可以吃肉。原因如下：

「身體內有許多細胞處於原生胚胎期，這些細胞是用來修復組織的……當我們的身體有病變，激素便會刺激這些細胞來修復，修復好了則由胰酵素來關掉修復工程。如果沒有關掉，這些細胞就會不斷地分裂而形成腫瘤。」

「換言之，癌症是身體自己產生的，而非外來物；所以它可以名正言順的以修復工程的名義，來逃避免疫系統的監視。」

「癌症患者多數缺乏兩種營養素——消化蛋白質的胰酵素和維他命 B_{17}。B_{17} 只對癌細胞具有毒性，會選擇破壞癌細胞，而對正常的組織則不會造成傷害。如果免疫系統低落，又沒有攝取足夠的維他命 B_{17}，癌症就慢慢形成。」

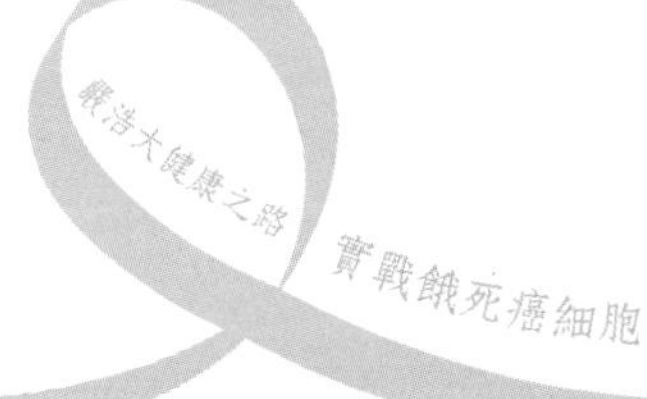

維他命 B_{17} 存在於上文「癌症的飲食」介紹的食物中，青木瓜中的木瓜酵素含有豐富胰酵素，詳見 < 你必須吃這些食物 >p.148。

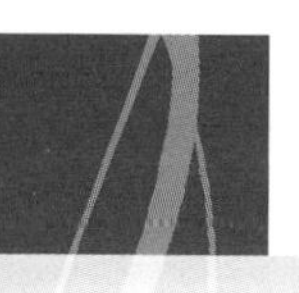

不吃肉營養何來？

有一位讀者化療後，希望按照我介紹的「癌症的飲食」實行沒有肉的養生膳食，她把願望請教醫生，醫生朝她的臉扔下一句話：「不吃肉營養從甚麼地方來？一定要吃肉！」

大部分的醫生都不是營養師，他們不了解。比如杏仁（指美國桃仁），我已經介紹過：「每 100 克杏仁含能量 514 大卡，是牛羊肉的 4 倍，但妙在，它增加體能的同時卻不增加體重。每週至少食一次杏仁的人比不食杏仁的人患心臟病的比率低兩成半。每週食 5 次杏仁的人比每週一次也不食的人患心臟病的比率低五成。」

又比如芝麻，據《神農本草經》記載：「芝麻，補心臟，益氣力，長肌肉，填髓腦，久服強身。」據現代營養學分析，芝麻含有人體所需的多種營養素，其蛋白質含量多於肉類，其中氨基酸含量十分豐富，含鈣量為牛奶的 2 倍，還含有維他命 A、D 及豐富的維他命 B 雜。芝麻含脂肪更為豐富，高達五成四。

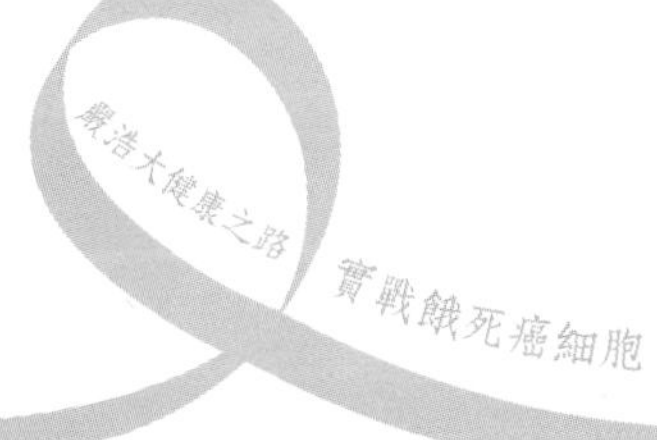

每公斤核桃相當於 5 公斤雞蛋或 9 公斤牛奶的營養價值，而且含有人體必需的 8 種氨基酸，具有改善便秘、增強記憶力、讓頭髮烏黑亮麗等效果。對食道癌、胃癌、鼻咽癌、肺癌、甲狀腺癌、淋巴肉瘤等有抑制作用，對癌症患者還有鎮痛、提升白血球及保護肝臟等作用。

洋蔥及大蒜的營養成分，已經被確認在預防和控制癌症、II 型糖尿病、心血管疾病、高血壓等疾病方面，具有相當高的價值。反觀動物蛋白質，對癌細胞是控制還是鼓勵？肉類蛋白質，進到癌症病人身體以後到了甚麼地方？

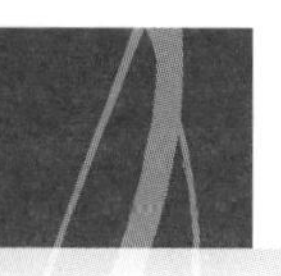

你必須吃這些食物

為了不讓細胞產生癌變，我們必須要從源頭着手，利用食療打造健康身體，為自己儲備健康彈藥，徹底餓死癌細胞。

1. 一日三餐用本書介紹的食物組成。

2. 不可以吃肉，必須從其他食物補充蛋白質，譬如上文介紹的核桃、芝麻、杏仁（這裏的杏仁，是超市可以買到的美國桃仁），還有海參及魚。

3. 海參，每天最少吃一條。海參是其中一種李威廉醫生指定的對付癌症食物。海參中的重要成分「海參皂苷」，在消滅癌細胞的同時，也可以補充蛋白質，防止癌細胞增殖與轉移，並活化自然殺手細胞對癌細胞進行攻擊。野生海參雖然比較貴，但其實貴不一定最好；無論野生或養殖海參，都是天然養生食材，同樣帶給我們全面的海參功效。海參很適合腫瘤化療康復期補充營養。

4. 木瓜的木瓜酵素（Papain），是比較有效防治癌症的酵素，消化蛋白質、脂肪和澱粉質，比一般酵素能力要大，可消滅由各種誘發因素產生的癌細胞，青木瓜效果比熟木

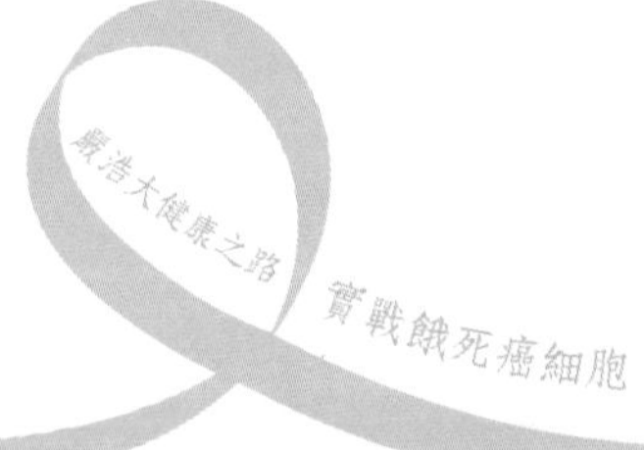

瓜大。不過，在服用木瓜酵素時要注意是否有氣喘和嘔吐的問題，若有則不適合繼續。孕婦也不可服用青木瓜汁，可能引發小產。當身體缺乏消化酵素，癌細胞也肆意增長，木瓜酵素可以進入腫瘤，摧毀腫瘤血管網絡。

我喝青木瓜湯是為了保健，瓜籽也一起煮湯，擔心農藥，會先削掉瓜皮；如果木瓜體大，我把瓜分開 2 天服用。用青木瓜湯泡茉莉花茶，茉莉花茶也是李威廉醫生指定的抗癌症食物之一，為了驅綠茶的寒，加入 1 片薑，薑同樣是抗癌食物。逐漸增加茶的分量，我會從一天 1 杯開始，慢慢增加。如果喝後不舒服，就減少分量，或者不要每天喝。

木瓜樹從根至葉子都有抗癌作用，可能比化療藥物還有效，也沒有副作用。有癌症病人喝木瓜葉湯，建議從一片葉子開始，把木瓜葉洗乾淨後切細，加適量水煲 1.5-2 小時，煲成 1-2 碗即可。不論甚麼方法，請注意每次分量，分量逐漸增加，要經常喝，一次不要貪多。也有人把青木瓜切碎，和木瓜籽放入攪拌機打爛，加溫水稀釋後喝。在飯前空腹飲用比較有效，請按照個人情況調整。

5. 苦杏仁含有豐富的維他命 B_{17}，每天吃 10 粒苦杏仁可有效預防癌症。癌症患者每次嚼吃 1 粒，每天吃 10 粒，用兩個星期時間逐漸增加，密切觀察身體反應，每天逐漸加到 30 粒，達到治療效果。但苦杏仁有毒，應該在中醫師監督下進行。

6. 攝入足夠的維他命 C 與維他命 D_3，美國名醫 Dr. OZ 認為，如果單純依靠食物獲取維他命 D_3，大概每天只能攝入 300 IU 左右的分量，添加適量營養補充品可能是有必要的，還需每天散步曬太陽（參考第四章〈服用布緯必須注意〉p.178）。

7. 攝入足夠的維他命 B。維他命 B 不容易從食物中獲取足夠分量，成年人每日大約需要 800 微克，建議補充優質的營養補充劑，以複合維他命 B 最佳，需要含有 B_6、B_{12} 等。

8. 保護腸道和肝臟，這是最重要的排毒器官。請參考本書介紹的食物。

9. 必須使用健康的食用油以及優質益生菌（參考第一章〈到底有沒有健康油？！〉p.41、〈腸癌與益生菌〉p.22）。

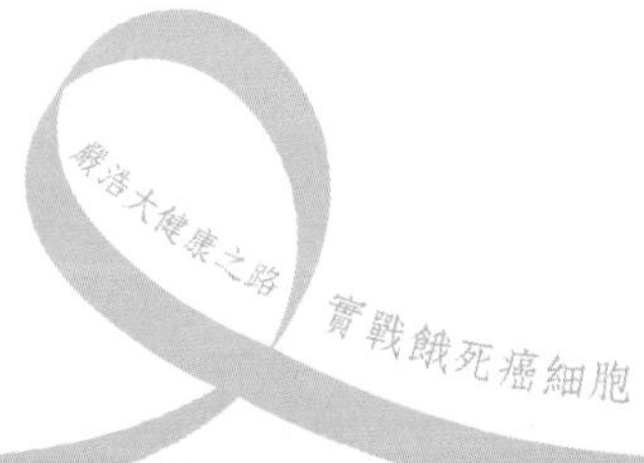

10. 桑葉茶。有報道：「英國《每日郵報》曾經刊登新加坡一項研究，桑葉茶中的有益物質可提煉成有效抗癌藥。桑葉茶富含茶多酚與抗癌藥赫賽汀結合，可以變成一種穩定而有效的複合藥物，直擊腫瘤部位。與不含茶多酚的赫賽汀相比，該藥物控制腫瘤生長的效果更好，還能延長藥物在血液中的半衰期，使藥力更持久。」

報道又說：「日本曾花 9 年時間調查，發現每天喝 4 杯桑葉茶能將癌症風險降低 40%；歐美多國研究證實，桑葉茶能降低乳腺、前列腺、肺、口腔、膀胱、結腸、胃、胰腺等多部位腫瘤發生的危險性；復旦大學遺傳工程國家重點實驗室與美國約翰·霍普金斯大學醫學院共同研究發現，桑葉茶對抗癌藥物中的毒副作用有明顯解毒效果，癌症病人在服用抗癌藥柔紅黴素的同時多喝桑葉茶，能大大提高其療效。」桑葉茶還有很多保健功效：「保護視力。2010 年美國一項研究發現，桑葉茶中的多種複合物對眼部組織，尤其是與角膜相關的組織有保護作用。」

很多茶都有抗癌效果，這裏推薦的多種茶飲，可以輪流隔天分開喝，也可以根據口味混合一起喝。譬如，桑葉茶加香片有很好的協同效果，建議加 1 片薑，可以平衡茶的寒性。根據李威廉醫生的研究顯示，茶在單獨使用時的效果不高，當把兩種茶混合起來時，抗血管增生的效果比各自單獨使用來得高，也就是說這些食物有「協同效果」。由於茶有降血糖的功效，最好在飯後喝，否則可能引起眩暈、作嘔。

以上食療，配合服用布緯食療會得到最佳效果，布緯食療在本書第四章詳細介紹。

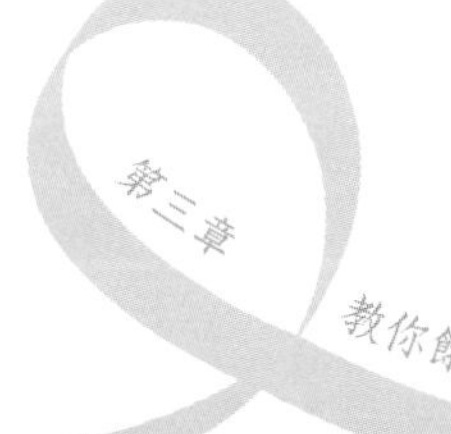

第四章

再次認識布緯食療

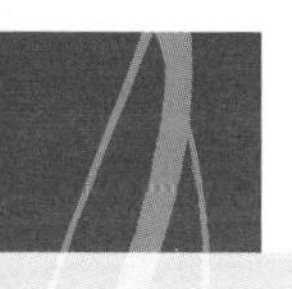

甚麼是布緯食療？

布緯博士 Dr. Johanna Budwig（1908-2003 年）是德國的生化學家、藥理學家及物理學家，是歐洲領先的癌症研究人員，是世界上傑出的脂肪和油脂專家，曾經被七次提名諾貝爾獎。

布緯博士於 50 年代研究癌症患者和健康人士的血液，發現癌症患者的血液缺乏脂蛋白和磷脂，也發現癌細胞無法生存於充氧的環境，她也發現氫化油或反式脂肪，是許多嚴重疾病的主要病因。

布緯食療的主要食材是有機亞麻籽油與有機低脂茅屋芝士混合，並搭配大量高纖蔬果的完美組合。亞麻籽油及乳酪，為人體細胞提供氧氣，以致癌細胞無法於充氧的環境生存。關節炎、糖尿病、心臟疾病和許多炎症，也能運用這個療法改善。

布緯療法開始後，需要連續服用最少 5 年，以得到最佳治療效果。

除了按照下文限制肉類食物，也必須戒除加工食物，包括漢堡、薯片、快餐、精製穀物、一切垃圾食物（詳見本書以下篇章）。

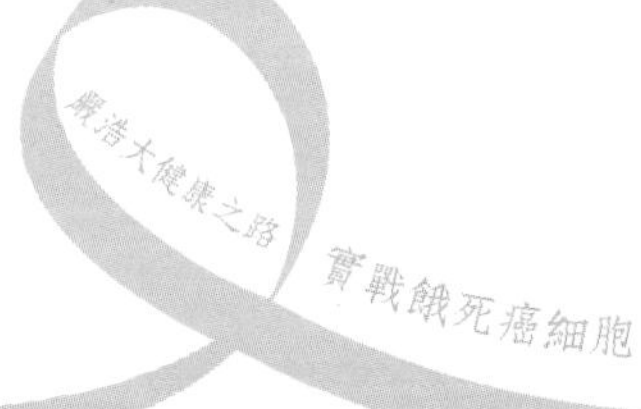

鮮酸椰菜汁（sauerkraut juice）

為了更好消化芝士做的布緯療法，首先談談鮮酸椰菜汁。根據布緯博士重點提示——每天服用布緯食療前半小時先飲用鮮酸椰菜汁。鮮酸椰菜汁是甚麼？簡單的解釋，酸椰菜就是當我們吃德國鹹豬手的時候，放在鹹豬手旁的鬼佬酸菜，但布緯博士要求是新鮮的，而且還是汁。

為甚麼要飲用酸椰菜汁？

酸椰菜富含多種人體消化道所必需的益生菌和乳酸菌，最重要的，還能將癌症病患所具有的弱酸性體質變為弱鹼性體質，這是輔助布緯食療成功抗癌的功臣。有讀者問：「媽媽有時吃布緯食療後有輕微腹瀉，大便有點稀爛，可有辦法改善？」酸椰菜汁就是為了提升腸道消化乳酸能力，於是成為布緯療法的一個重要組成部分。

讀者 Rita Tang 和她的一群朋友們自己做鮮酸椰菜汁成功，以下是她們分享的經驗：

材料：椰菜 1 個（1.5-2 斤），青蘋果 6-8 個，海鹽半湯匙。

做法：椰菜不要洗，保持乾爽，剝掉外面的一層以後，放鹽將椰菜按摩至出水及柔軟，椰菜連水放入瓶內，不要再加水；榨蘋果汁放入瓶內至滿溢出瓶口，將泡沫抹走，切記不要留有空氣在瓶內；蓋好瓶，在室內發酵 7 天或以上（視乎天氣情況），嘗試有酸味才放入雪櫃。保鮮期是 1 週，然後再做新鮮的。

如果一開始放入雪櫃就無法發酵，如果持續放在室內，會因為過分發酵而變成太酸。

每次在服用布緯食療前半小時，取半碗泡椰菜，用攪拌棒（或者攪拌機）攪成汁液，便成為泡椰菜汁。假若怕從雪櫃取出的泡椰菜太冷，可加入少量溫水一同攪拌，水溫不可超過 45℃（參考第五章〈自己做酸椰菜汁〉p.268）。

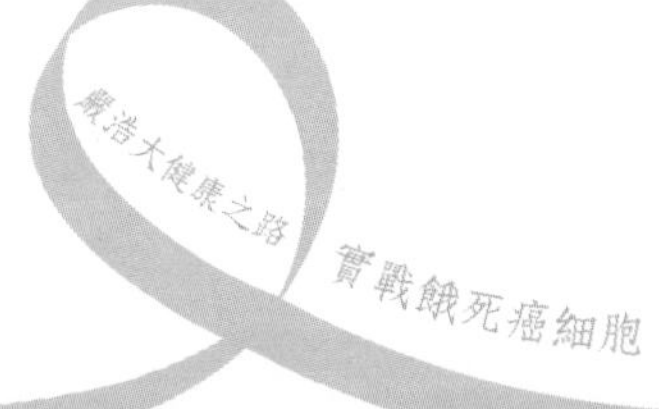

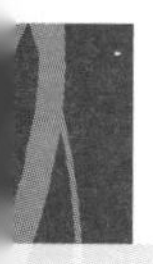

布緯食療一、二、三

布緯醫生指出，從血液化驗中可以看到，健康人士的血液含有帶氧的血紅蛋白；但在病重癌症患者的血液化驗中，卻看到一種奇怪的黃綠色物質，血紅蛋白消失了，這個現象幾乎毫無例外，在病重的癌症病人的血液裏，都會缺失一種稱為磷脂和脂蛋白的物質，其中，大多數病人的血液缺少 80% Omega-3。

布緯醫生發現，經過 3 個月的療程後，癌症病人的血液回復鮮紅色，腫瘤開始消失，虛弱和貧血現象不見了，病人恢復了活力，癌症的癥狀、肝功能失調和糖尿病完全減輕了。究竟布緯食療適合甚麼時候服用？

布緯食療適合以下人士及階段服用，包括：

1. 各種各樣的癌症。學者說：「在世界各地，我找到很多癌症病人所作的見證，其中包括各種各樣的癌症，他們原來都被遣送回家等死；但是在使用了布緯食療以後，的確康復了，過着健康、正常的生活。」

2. 慢性疾病。布緯醫生不僅用她的治療方案來醫治歐洲的癌症患者，還幫助了有慢性病的人，包括：關節炎、心肌梗塞、心律不齊、牛皮癬、濕疹（包括其他皮膚疾病）、免疫力缺陷綜合症（多發硬化症和其他免疫系統疾病）、糖尿病、肺病（呼吸系統疾病）、胃遺瘍、肝臟、前列腺疾病、中風、腦瘤及其他腦部疾病、動脈硬化症等。

3. 在保守的西方傳統醫藥起不到作用時，布緯醫生的診療方案被證明有效。

布緯食療的做法極其簡單，將超市買到的有機低脂茅屋芝士（cottage cheese）和冷榨亞麻籽油混合起來，兩者的比例是2：1，即兩份茅屋芝士，配一份冷榨亞麻籽油。為了保證新鮮，每次只混合一次食用分量。成人一次的分量是，4湯匙有機茅屋芝士配2湯匙亞麻籽油，每天服用2次，或根據病情的嚴重性，針對性地服用（詳見下文）。這個食療組成很簡單，但在製造過程中卻有不少禁忌。

步驟做法：

1. 將4湯匙茅屋芝士用手動攪拌器完全打成光滑的雪糕狀，盛於碗內。

2. 攪拌好的茅屋芝士，加入 2 湯匙冷榨亞麻籽油，用瓷製湯匙攪拌，把亞麻籽油完全與芝士混成一體，這時候的芝士混合物應該是「立」起來，就是說，本來油和芝士在沒有結成一體時是「趴下來」，成為一體後就可以「站」起來了，這時候還沒有好，要繼續手動攪拌最少 1 分鐘。

3. 用咖啡豆磨具將 2 湯匙亞麻籽現打成粉，加入製成品，用瓷製湯匙攪成一體，成為布緯食療。

必須、必須注意，一、二、三步驟不可以同時做，二、三步驟也不可以同時進行；必須、必須，是三個步驟分開做，否則無效。

此外，必須記住以下幾點：

1. 攪拌好的茅屋芝士必須立即服用！

2. 在攪拌好之前絕對不可添加任何東西！

布緯療法需要兩件器皿，一是手提攪拌棒，用來攪拌亞麻籽油和茅屋芝士，讓它們完全成為一體，把油變成水溶性，以便細胞更好吸收。

第二件工具是咖啡豆磨具，用來磨碎整顆棕色或者金色亞麻籽。布緯醫生說，開始的時候每天服用 2-3 湯匙研磨成粉的亞麻籽，亞麻籽必須現磨現用，在研磨後 15 分鐘內服用，否則氧化變質無效。也可以把磨碎的亞麻籽粉放入溫熱穀物粥（cereal）、溫熱燕麥粥（麥皮 oatmeal）。滾燙的粥會破壞亞麻籽粉中的養分，所以要溫熱。

布緯醫生說：「我們推薦使用手提攪拌棒，來混合冷榨亞麻籽油和茅屋芝士」，「如果買不到手提式攪拌棒，購買最低速的普通攪拌器。」

不要購買已磨好的亞麻籽粉，因為研磨後的亞麻籽 15 分鐘就變質。棕色或金色的顆粒亞麻籽在健康食品店有售，這兩種都很好。將亞麻籽存放於雪櫃，每次使用時拿出來研磨。

剛開始服用布緯食療時，建議慢慢增加用量，先一日服用一次，讓身體適應這個食療，以後才逐漸增加分量，以病情的嚴重性而增加（詳見下文）。

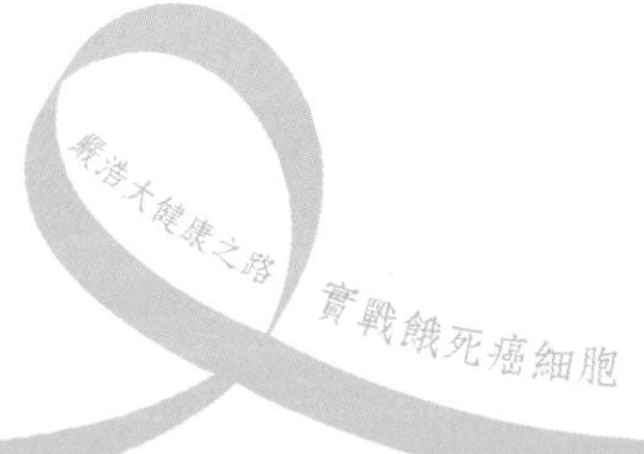

為了讓食療可口，我的方法是加入 1 茶匙蜂蜜、加入水果，最好是藍莓一類漿果（先泡水除去農藥，下同）。最好吃的配搭是將一個超市買回的嫩椰子（椰皇）打開，挖下椰子肉，將椰子汁及椰肉攪拌成漿，混入布緯食療中。

蜂蜜與加拿大楓葉糖漿建議輪流用，實驗證明，加拿大楓葉糖漿有抗癌作用，深顏色的糖漿更有效果；至於蜂蜜，不是每個人都適合每天食用，同樣不建議每天吃糖漿，所以兩種食物隔天輪流吃。

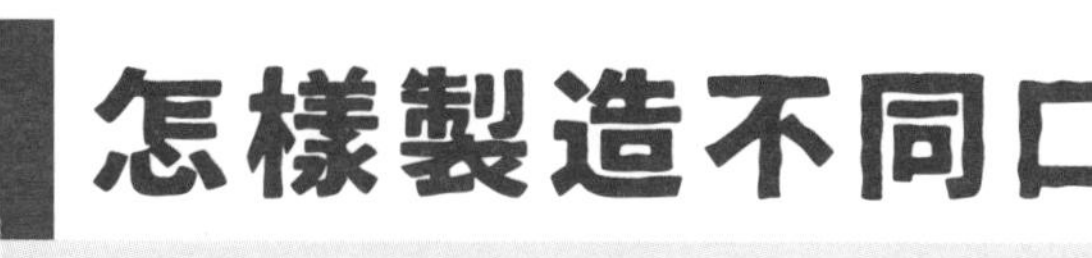

怎樣製造不同口味？

布緯醫生說：「絕對不可以用已經做成膠囊的亞麻籽油，和已經在貨架上的亞麻籽粉。要購買冷藏的亞麻籽油，同時細察食用日期。」冷藏的亞麻籽油，即一直冷藏在雪櫃裏。

布緯醫生說，不要選那些味道不純的亞麻籽油；不要選在加工過程中把亞麻殼留在瓶底的產品。「你應該選擇味道好、純淨的亞麻籽油，不要購買加了香料的產品。」

怎樣為布緯食療增加口味？布緯醫生說：「你可以攪拌2或3湯匙有機低脂牛奶，來製造更潤滑的糊仔。在亞麻籽油和茅屋芝士混合完成後，可以將牛奶手動攪拌進去。」

注意：在攪拌好食療之前絕對不可添加任何東西！

可以每天製造不同口味的茅屋芝士糊仔，方法是：

1. 加入果仁。最好是有機果仁如碧根果（pecans）、杏仁或核桃仁；不可以吃花生。

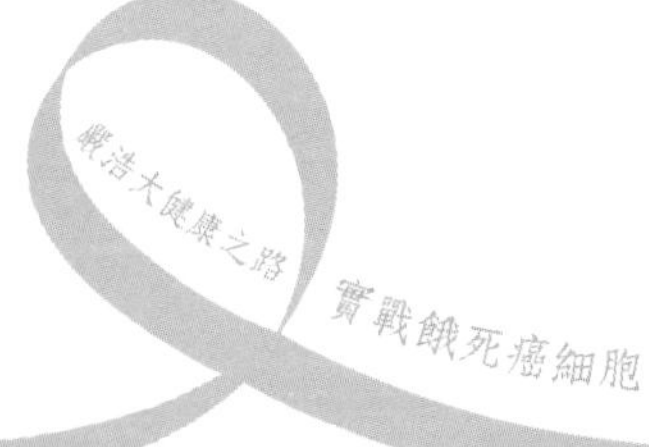

2. 加入香蕉、新鮮菠蘿、藍莓、木莓（raspberry）、肉桂粉（cinnamon）或鮮榨果汁。（註：並非每人的體質都適合菠蘿，留意自己的身體反應。）

3. 加入有機可可粉、有機椰絲。

4. 最佳的吃法：把新鮮的水果放在打好的糊仔面，當作一頓正餐食用，盡量選擇有機水果。

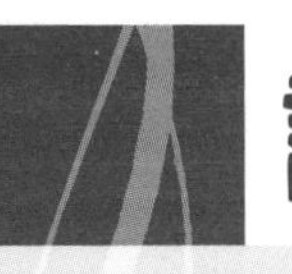

讓布緯好味道

本來布緯食療中的芝士是採用歐洲鮮芝士 Quark，當布緯博士到美國演講，發現美國沒有 Quark，於是用有機茅屋芝士（cottage cheese）；但香港沒有 Quark，「食療主義」於是特意從德國空運 Quark 來。

有人很喜歡布緯食療茅屋芝士的味道，有人覺得不好吃，如果還是想用茅屋芝士，怎麼讓它好吃？可以加入黃薑粉。從前我只知道黃薑是做咖喱的食材，但原來這東西可以美容，因為其中的薑黃素對皮膚很好，最重要的，它可以祛濕，而且本身就有抗腫瘤的療效。由於黃薑的味道很大，加進布緯食療，擔保把原來的味道都覆蓋。黃薑粉在超市有售，印度香料店也有。

做法：黃薑粉半茶匙、黑胡椒粉小半茶匙，混入做好後的布緯食療，攪拌。加入少量黑胡椒粉是為了使薑黃素更容易被身體吸收，不同的食物之間既相輔又相剋，這說明食物本身就是藥，吃對了自然健康。

加了黃薑粉和黑胡椒後，還可以加 1 茶匙蜜糖攪拌，這樣已經很美味了。還可以加入新鮮水果，水果中我推薦木瓜，因為木瓜中的酵素對消化很重要。重病患者需要在布緯食療中加入亞麻籽粉，有些人會因而有消化的問題，引起胃痛，本瓜可以有效地解決消化問題。

除了黃薑粉，還可以用肉桂粉。肉桂粉也有抗癌功效，而且對男女的生理健康都很重要。與布緯同食，可加肉桂粉和蜜糖各 1 小茶匙。

註：歐洲鮮芝士 Quark 比較濕，可能需要 3 湯匙 Quark 配 1 湯匙亞麻籽油。由於湯匙不是最標準的量器，所以判斷的標準，就是油與芝士是否已經完美混合，即芝士上已經看不見油跡。

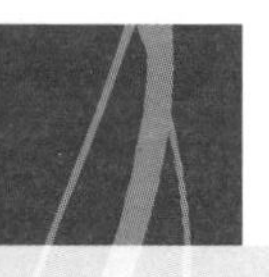

食療中的木酚素

布緯食療有效，與一種叫做「木酚素」的東西密切相關。

木酚素的構造類似雌性激素，是一種很好的植物性荷爾蒙，在全穀類食物、漿果類水果、蔬菜及亞麻籽都含有木酚素，其中尤以亞麻籽的含量濃度居首，亞麻籽比其他已知含木酚素的 66 種食物高出 100-800 倍。

美國、加拿大、歐洲多個研究機構對亞麻籽的研究報告表明：「木酚素對治療雌性激素依賴的疾病，例如乳腺癌、前列腺癌、經期綜合症、骨質疏鬆、糖尿病、胃腸腫瘤、冠心病等都有益處。」最新的研究證實亞麻籽中的木酚素和多元不飽和脂肪酸有助治療乳腺癌，具有抑制腫瘤細胞生長的效果。在試驗中稱：「每天食用 3 湯匙亞麻籽粉的患者，乳腺腫瘤明顯減小。」科學家也明確建議：「要將亞麻籽研磨成粉才能使其成為有效物質，更好地被吸收。」其中一位參與此研究的博士表示：「研究證實，飲食的內容的確可以改變乳癌病情。」

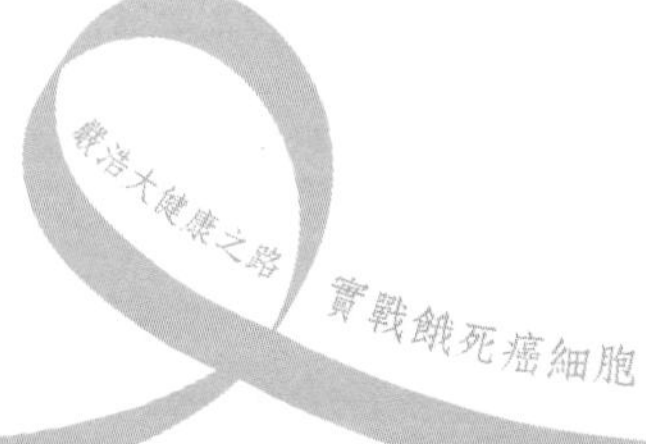

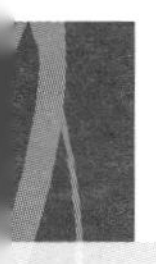

布緯中的雌激素

不止一次有讀者來信問：患上了乳癌或者子宮癌，很想嘗試布緯食療，但又擔心食療的亞麻籽有木酚素，而木酚素正是雌激索，擔心會產生對病情不利的影響。

首先，布緯食療在 1950 年代面世，到今天已經有超過半世紀的成功歷史，可以治療多類型的癌症，成功率很高，布緯博士的發現和成就使她有七次被提名諾貝爾獎項。

布緯博士沒有説食療不適合乳癌或子宮癌，資料顯示：只要將植物性雌激素的攝入量保持在合理的水準，不但不會對乳癌、子宮癌造成刺激，反而有利康復。

布緯博士對服用布緯食療者其中一個要求是：「不要同時食用大量黃豆和黃豆類製品」，因為黃豆類製品含有植物性雌激素，其中包括豆腐，這一點要求很重要。

雌激素的來源有四種——人體自身的雌激素、植物性雌激素、動物性雌激素（蜂皇漿、胎盤素……）及用於「荷爾蒙療法」的人工合成雌激素。

有一種療法稱為「荷爾蒙療法」，2002 年 7 月，美國國家衛生院公佈：「長期使用雌激素荷爾蒙療法的更年期女性，罹患乳癌的風險增加 26%，中風機率增加 41%，患心臟病機率增加 29%，形成血栓機率增加 100%；但患腸癌的機率卻減少 37%，並較少出現骨折。」如果為了防禦腸癌和骨折而接受這種「荷爾蒙療法」，那無疑是在砒霜和毒藥之間做選擇。

人工合成的雌激素與人體自身的雌激素成分類似，都會對子宮內膜和乳房細胞形成刺激、促進增生，但如果身體已經有癌細胞存在，那麼癌細胞也會被刺激而增長。

植物性雌激素的分子結構與另三種雌激素完全不同（人體自身的雌激素 / 動物性雌激素 / 用於「荷爾蒙療法」的人工合成雌激素），人工合成的雌激素屬於類固醇，與自身的雌激素強度相當，植物性雌激素的強度只有 1/500 至 1/1000，因為濃度低，當人體激素水準較低的時候反而會發揮補充的作用；當體內雌激素過高時，又可以發揮抑制的作用，所以有雙向調節的功能。由於濃度低，當與體內的激素受體相結合時，對器官產生的刺激也非常低，同時由於植物性雌激素佔用了受體，體內強度高的激素無法與受體結合，於是減少

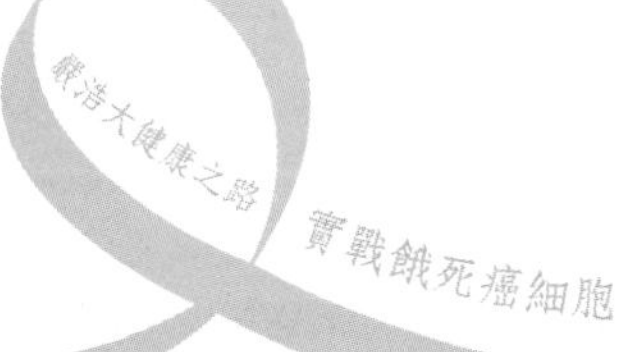

了激素的刺激，使這些器官無法因為激素過高而產生癌變，其中，最為受益的兩大器官是乳房和子宮。

「醫學界已漸漸採用植物性雌激素來取代過去的動物性雌激素，來治療及改善荷爾蒙不足，以及更年期的問題，但坊間對於植物性荷爾蒙是否會提升乳癌、子宮頸炎的復發這議題眾說紛紜，在此想教育大家正確的觀念——不僅不會導致癌症罹患率上升，好的植物性荷爾蒙更具有抗癌的作用。不是更年期婦女才需要，東方女性 80% 以上從年輕便普遍產生荷爾蒙不足的現象，如發育不良、生理期劇痛、四肢易冰冷、消化力差、免疫力低落、易發婦科疾病如子宮肌瘤、朱克力囊腫等……該經常補充優質的植物性荷爾蒙——營養師陳淑玲、徐硯怡、沈鈺薰。」

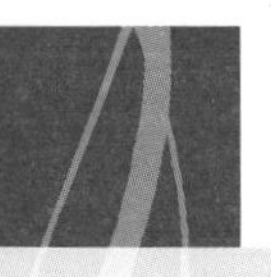

病人怎樣增加劑量？

布緯醫生說：「患有慢性病和癌症的病人，要逐漸增加劑量至每天服用 4-8 湯匙亞麻籽油。」

布緯醫生說的慢性病，包括：關節炎、心肌梗塞、心律不齊、牛皮癬、濕疹（包括其他皮膚疾病）、免疫力缺陷綜合症（多發硬化症和其他免疫系統疾病）、糖尿病、肺病（呼吸系統疾病）、胃潰瘍、肝臟、前列腺疾病、中風、腦瘤及其他腦部疾病、動脈硬化症和其他慢性疾病。

布緯醫生說的癌症，包括各種各樣的癌症。她說：「一般來說，6-8 湯匙冷榨亞麻籽油的高劑量是用於癌症病人，這個劑量是上限。」

她又說：「患有肝癌和胰腺癌等的病人，或許要從 1 茶匙分量開始，慢慢讓身體適應後，再漸漸增量。」

比如 1 茶匙冷榨亞麻籽油，加 1 湯匙有機茅屋芝士，由每日服用一次至兩次，逐漸加大到正常劑量。

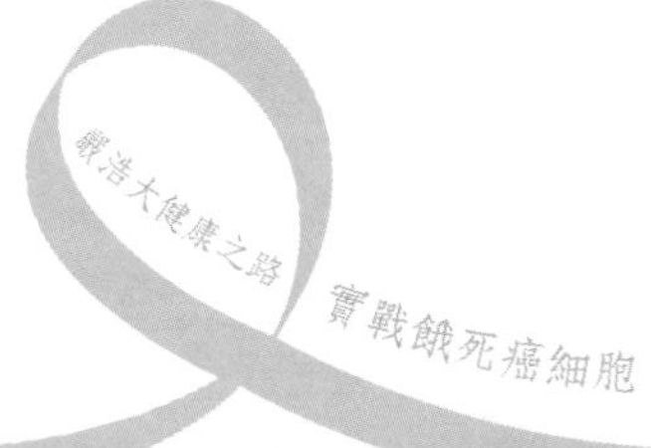

布緯醫生指出癌症患者一旦開始療程，病情受到控制，就必須維持一定的劑量以防復發。這維持劑量指的是身體重量的每 100 磅，需要服用 1 湯匙亞麻籽油。

布緯食療法要持之以恆才能見效，如果患者有癌症、腫瘤等疾病，可能要 3-6 個月才能看到效果；相比起來，其他的健康問題會很快見效。

傳統的西方醫藥無法治療免疫系統疾病，如癌症和各種皮膚病或者退化引起的病，布緯食療正好填補了西方醫藥的一個空白。

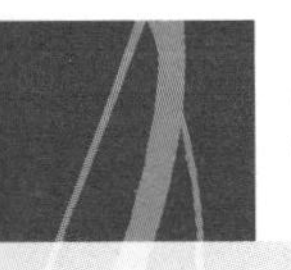

布緯雲吞有創意

要長期服用布緯食療，這樣就產生了一個新的問題，就是布緯食療的芝士味道，部分讀者覺得很好，部分覺得可以接受，部分打死不接受，還有部分本來接受，吃了幾個月變成再也無法放入口。

讀者 Ellen Chan 為我們分享寶貴的經驗，提供了一個絕妙的方法。

Ellen Chan：「去年我的弟弟不幸得了腸癌，手術後不久又發現癌細胞擴散到肝臟，跟着又再做手術把有癌細胞的部分肝臟切除，接着安排化療，在這期間我建議他吃布緯食療，可是他說最怕芝士的味道，打死也不吃。我對他說，服用布緯食療可幫助化療後沒那麼辛苦，可惜徒勞無功。果然在第一次化療後他很辛苦，幸好他女兒想到吃布緯食療的方法——買些米紙回來，像包雲吞一樣包着布緯，然後像吞藥丸一樣吞下！吃了個多星期後再做第二次化療，化療的辛苦感覺竟然沒有了，只有少許暈眩，這結果不到他不相信布緯的療效。在此，分享這吃法給一些不能接受芝士味道，但又很需要布緯的讀者。

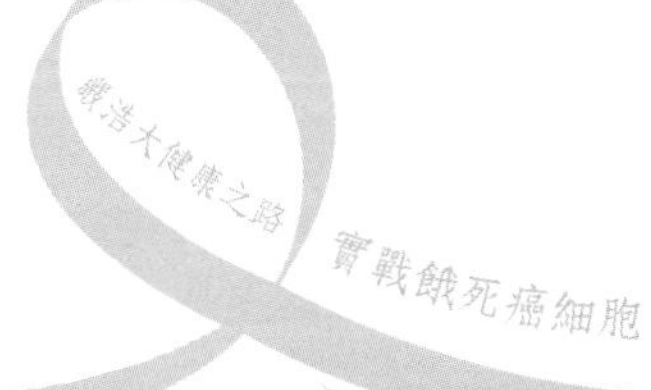

PS：真的很神奇，當油和芝士混合後，油膩感沒有了，盛着的碗也完全沒有油，只用水就能清潔乾淨。」

來分享經驗的讀者們都是天使的化身，感謝！

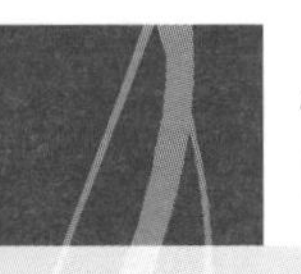

亂造布緯沒辦法

一封亂做布緯食療的來信：

Livia：「最近服用布緯食療，有胃脹和飽飽膩膩的感覺，是甚麼原因呢？」

回覆：請你詳細講述做布緯食療的過程。

「早晚各一次，空肚進食，製作方法如下：首先將 4 湯匙茅屋芝士攪拌成糊糊，再加 2 湯匙亞麻籽油攪拌成一體，接着加攪碎亞麻籽及提子（提子乾、藍梅乾或紅莓乾）。」

聽來很正常，我又問：「你的飲食習慣如何？喜歡吃甚麼？幾點睡？」

「早餐布緯食療、中午及晚飯食十穀粥或十穀飯，最喜歡食蔬菜及魚，晚上 11 時後才可睡，因要煲中藥飲。」

還是很正常嘛！突然我又有直覺：「你到底是怎樣做布緯食療？」隔了幾天才收到回信。

Livia：「很多謝你的關心，現將亞麻籽磨碎才食用，飽飽滯滯及頂胃已減少，我是用一支攪拌棒磨滑芝士再加亞麻籽油攪拌為一體，再加磨碎亞麻籽粉。」

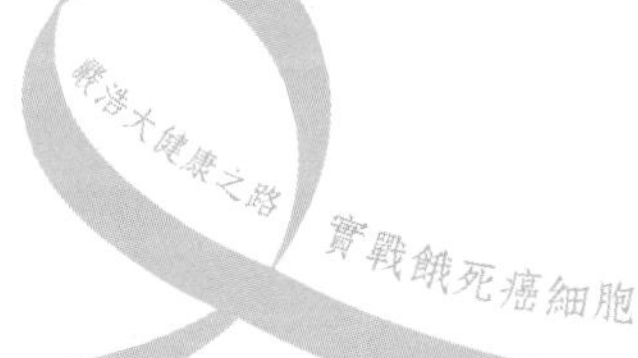

我暈！竟然一直都直接服用亞麻籽，沒有打粉，怪不得消化不良，當初還說已經打成了粉，大概以為吃進胃以後，用人肉磨粉機效果會一樣吧！

「另外，我的主婦手裂開的傷口，開始有復原的跡象。」她分享了一個重要經驗，有很多讀者問，主婦手怎麼治？Livia的主婦手開始復原了，本來她服用布緯食療是為了治濕疹，可見，如果身體上出現多種病，可能病源只有一個，抓住重點，幾個病同時會好。

Livia 的身體還在復原中，她說：「身體、手及頭，還是有濕疹引起的痕癢。希望是好的開始，我會繼續用布緯食療、油拔法，也會用金銀花沖身。祝大家身體健康。」也祝 Livia 身體健康！

亂做布緯食療還有更離譜的，講了不知道多少次，茅屋芝士不可以用打蛋器攪拌，還有人索性用湯匙企圖把茅屋芝士中的粒粒逐粒壓平，真是民風彪悍！還有更彪悍的，他早上出門前直接喝 2 湯匙亞麻籽油，晚上灌 4 湯匙茅屋芝士，認為這就是布緯食療，然後問為甚麼布緯食療對他不起作用。此外，還有其他破壞性的自作聰明改動。

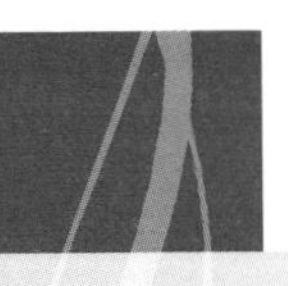

經常會問的問題

在香港，服用布緯食療的讀者越來越多，成功治療癌症、皮膚病、各種慢性病的案例也與日俱增，這一切都要感謝布緯食療的香港教母 Kukuku 小姐，是她第一位將布緯食療介紹給讀者。

有一些讀者經常關心的問題，我請她為大家回答。

「有癌症後，大約要堅持吃多久才會有療效？」

答：有些人 3 個月有效，有些個案可能要一整年。最近有一個成功案例，男性，肝癌，70 多歲日本人，從醫生判死刑開始到復原，頭尾經歷了 4 年，病情上上下下，但終於還是好了。重要在信念及堅持，要相信自己有希望，身體才會好起來。

Kukaka 小姐點出了服用食療中最重要的一點——要相信自己有希望！記得我們曾經説過，癌症患者有很多是被嚇死的。

「可不可以與中藥一起吃？」

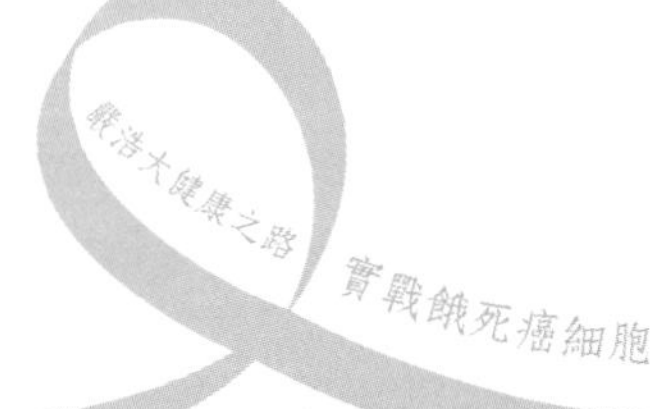

答：中醫中藥我不反對，要找個有口碑又不搶錢的，個人覺得可同時進行。當然不是同時吃。中藥與布緯食療要相隔 2 小時。

「是否加有機蜜糖比較有療效？」

答：不會特別增加療效。加了蜜糖後味道會好很多，但每次只可以 1 茶匙，除了蜜糖與天然果糖外，不可以吃任何甜的東西，記住，白糖和有白糖的點心是癌細胞的食物。

布緯食療的效用覆蓋大部分癌症，在世界上的成功率是 90%，重要的是製造方法一點也不可錯。

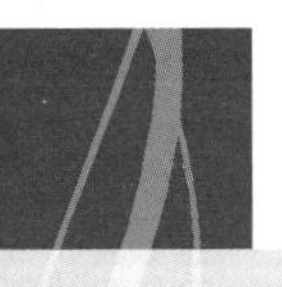

服食布緯必須注意

「布緯療法不是單靠芝士、亞麻籽油。」Kukuku 小姐為大家分享一些重要的訊息，以下是服用布緯療法的必須注意、不可修改的地方。

1. 芝士 + 亞麻籽油 + 亞麻籽，最好在傍晚 5 時前服用。

2. 每天要喝紅蘿蔔、蘋果、紅菜頭、芹菜汁（可加薑或其他蔬菜，視口味以及個人體質而定，譬如本來就寒體質，或者喝了蔬果汁後拉肚子，就加薑）。這是為了增加酵素和排毒。

   多喝紅蘿蔔汁可能令皮膚變黃，可以改隔天喝，或按照 Kukuku 小姐的方法：

   「每天一個中型紅蘿蔔、一小塊紅菜頭，還加入分量適中的蘋果、芹菜、薑、檸檬，分量不要過多，還可適量配搭其他蔬菜。我初喝時也有掌心微黃的情況，過後就沒有了。若真的太黃可暫停一段短時間，改喝其他蔬菜汁。當然不要再另外加維他命 A 補充劑，也不要隨便服用任何營養補充劑，更加絕對不可吃人參和其他補品。喝蔬果汁要在服用布緯食療最少 40 分鐘之後。」

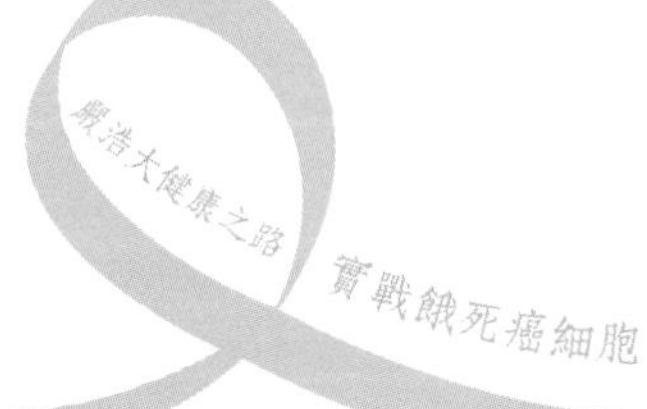

3. 進食不同顏色的蔬菜、水果、豆類（除了黃豆與黃豆產品，納豆可以）。

4. 吃含有益生菌的食物，如酸椰菜（sauerkraut）、納豆等，可改善腸道健康。日本味噌含有益生菌，但滾水沖泡會殺死益生菌，可以直接混少量在食物中，代替沙律醬。

5. 吃素、吃粗糧，挑選食油要加倍小心；甜食是癌細胞的食物，不吃喝任何白糖做的食物；不吃任何加工食品，只吃新鮮食物。

6. 非常重要的一點——每天吸收陽光，深呼吸新鮮空氣。

7. 放鬆身心，不要焦慮，多休息。

8. 多喝綠茶和香草茶。咖啡、奶茶不能喝。

9. 個人清潔用品不能含有防腐劑及有害添加劑。不要用加了氟的牙膏，家中的食水要用過濾器。

10. 要注意遠離電氈等的強烈電流或電子用品。使用手機時配戴耳機。（參考第二章 < 懷舊聽筒配合手機 >p.86。）

11. 煮食不要使用含易潔物料的廚具，要用不銹鋼鑊、瓦鍋等。

12. 注意補充維他命 B_{12}，可以適量服用維他命 B_{12} 營養補充品。

Kukuku 小姐：「只要不放肉，一樣可以煲老火湯。我會放合桃、腰果、栗子等等，味道更清甜。我常煲的有金銀菜湯、青紅蘿蔔湯、西洋菜湯、羅宋湯、蓮藕綠豆湯等等。但切忌留隔夜。」

Kukuku 小姐還介紹水炒法：「用中大火，蔬菜下鑊後，邊炒邊在鑊邊加水，一點一點加，只要不黏鑊底便可。用的是高溫蒸氣把菜炒熟。非癌症病人都可以用水炒法炒菜。」菜熟以後才拌入健康食用油，譬如山茶油、椰子油、橄欖油。

服食布緯食療絕對不可以：

1. 不可以吃一口食療喝一口水用水沖下。服用布緯食療前後 20 分鐘不可喝東西及吃其他東西。

2. 可樂、汽水、一切垃圾食物，任何時候都不可以吃，絕對戒絕。

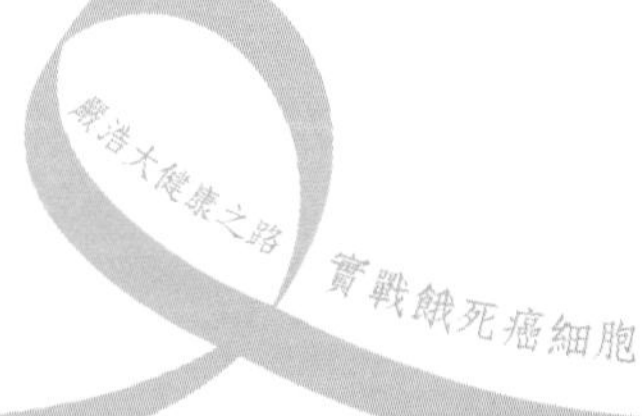

3. 不要把窗簾拉緊，不要躲在沒有陽光的房間，即使坐輪椅也要到陽光下。身體細胞需要陽光，需要新鮮空氣；對比癌細胞，癌細胞見光死，不喜歡氧氣。

請癌症患者配合生活中必需注意的重點，這是無數患者用生命換回來的經驗。

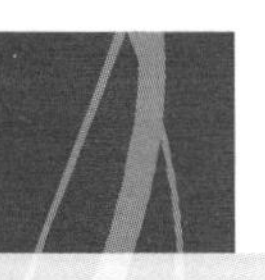

布緯食療提問

吃得其法，布緯食療不會對腸子有不良的效果。

讀者小梅：「我吃了 2、3 天芝士及亞麻子油，肚子及胃好像有點消化不良，還有頭痛，請問這是正常的反應嗎？」

布緯食療不會對腸胃起不良作用，除非初次服用時在分量上沒有控制好，使腸胃不習慣而引起不適。可以減少分量試試。正確的布緯食療，茅屋芝士裏的蛋白質含疏氨基酸，和亞麻籽油的亞麻酸化合成溶於水的類脂蛋白質，極易消化。如果布緯食療製作錯誤，亞麻籽油和茅屋芝士沒有結合好，在腸胃消化或膽功能不太好的情況下，會引起腸胃不適。

腸胃不適會引起頭痛，有些偏頭痛就是消化不良引起；也有可能腸胃中的乳酸菌不夠，影響消化奶製品。

請注意，在服用布緯食療前，要先食用酸椰菜汁。

Rita：「我以前從不食芝士，因很怕它的氣味，現在每天食 10 湯匙，覺得很難受，因我脾胃差，很難消化，令我經常胃脹，可否減少些分量？」

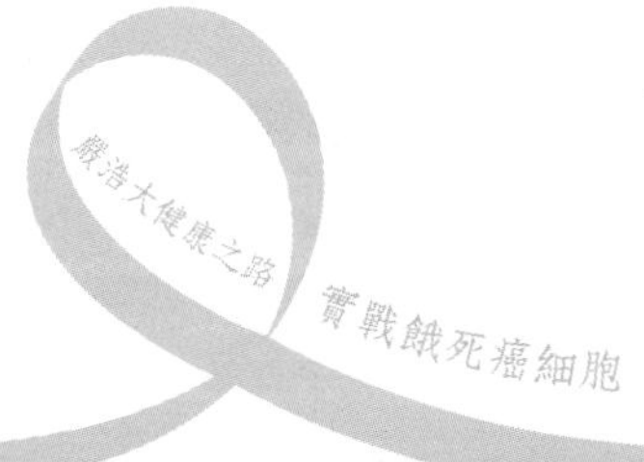

我教她加入黃薑和黑胡椒粉，但是她不喜歡這個味道。

「我加了葡萄、士多啤梨、藍莓，間中再加合桃和自製杏仁粉，我的朋友都很喜歡，味道很好，但我每次吃完都很膩，胃很辛苦。」怎樣解決這個問題？

為了幫助消化奶製品，布緯博士規定服用食療前 30 分鐘先喝鮮酸椰菜汁（sauerkraut juice）。平時，可以經常飲用克菲爾奶（Kefir milk）。克菲爾奶可以補充消化道必需的有益菌來幫助消化，還可以幫助鈣的吸收。缺鈣是癌症病患的普遍現象，多數癌症患者消化道的有益菌寥寥無幾，晚期癌症因營養不良致死的超過 50%，其中消化道缺少有益菌也是原因之一。

西醫鼓勵癌症病人多吃肉，事實是，癌細胞搶肉吃，患者吃下的肉都成為癌細胞的營養，健康細胞沒有份。

另外，也不要吃冰冷食物，芝士、椰菜汁、克菲爾奶，從雪櫃拿出來之後，把這些食物隔着杯或碗浸泡在熱水幾分鐘才吃，腸道不喜歡冰冷食物。

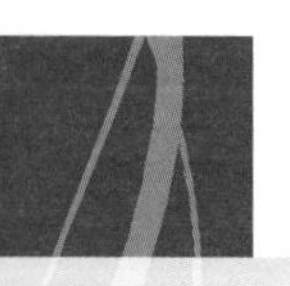

見證乳癌治癒

讀者 Kukuku 是第一個把布緯食療介紹給讀者們，她說：「若您進入雅虎群組，有一個 flaxseed oil 2 active group，在這個群組，會看到用布緯食療的很多個案，有成功也有失敗。」

個案的原文是英文，其中有一位患者叫 CB，他見證自己通過布緯食療從前列腺癌死裏逃生，至今已 15 年，他說，多虧了布緯食療。剛好，有乳癌讀者問布緯食療是否適合乳癌，我看見 CB 也發佈了以下見證。

「一位女士的一邊乳房已被切除，癌細胞繼續擴散，在一年之內，另外一邊乳房也將被切除。她接受了一切化療和放射療法後，醫生將她送回了家，因為他們無計可施。這位女士非常虛弱，無法動彈，她非常絕望，認為死亡隨時來臨。

「開始使用布緯食療的前幾天，她覺得比過去更虛弱，從第 4 天，她突然感受到體內湧出力量。接下來的日子，她感到自己越來越強壯。兩星期後，她感覺非常好，一度被她放棄的聚會和各種生活事務，她都可以重新參與了。後來她還去了加拿大東部旅行，走了很多路，她覺得自己完全恢復了正常。

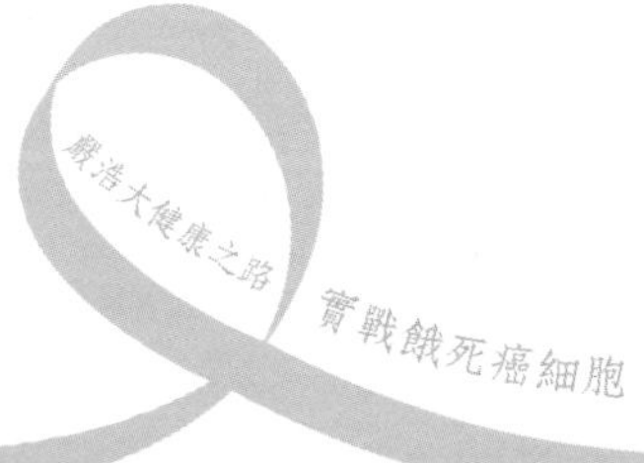

「兩個星期前，她見了之前那位醫生，發現她剩下的那個乳房一點問題也沒有。醫生讓她一年之後再去複查。

「按她的話說，雖然她曾經攝入營養補充劑、建立良好的飲食習慣，但最終是布緯食療給她的生命帶來奇蹟。她是在芝士中加入 5 湯匙亞麻籽油，她說會一直堅持下去。Andy」

******

「兩年前，我的一位朋友做了乳房的 X 光檢查，醫生發現可疑陰影，打算兩星期後再做活體組織檢查。我的朋友於是立即開始服用『茅屋芝士加亞麻籽油』配方，每天攝入的亞麻籽油是 3 湯匙分量。當活體組織檢查報告出來後，果然發現了一個惡性腫瘤，再做了其他幾個檢查後，醫生建議我的這位朋友做乳房切除手術。

「從這個時候開始，我的朋友更加不敢鬆懈亞麻籽油療法，因為一旦她接受手術，保險公司就只會對她之前的醫療費用支付 3 千美金。

「手術確定下來，但日期被延後了六個星期，因為要等另一位醫生的檔期。由於手術不能馬上進行，於是醫生給她做了檢查，切片組織被送去實驗室化驗，報告出來了：未發現任何癌細胞。

「她將布緯食療的事告訴了這位醫生，這位醫生得知後表示非常有興趣，原來這位癌症醫生的太太竟然也患有乳癌，還是末期，雖然她已經被切除了兩邊的乳房，但是看起來並沒有任何好轉（癌細胞還在體內）。這位醫生帶太太去了任何看似可以帶來希望的診所，但最終都無濟於事。

「我最後聽到關於這位醫生太太的消息是——她目前很好。」

******

「一年前的2月，我偶然得到一些關於布緯治療法的錄影帶，於是帶去我的前列腺癌互助小組分發給大家，那晚，會上有一個過去從沒有見過的男人。

「當晚，這個男人帶着她的妻子來拜訪我，並決定開始嘗試布緯療法。她過去已經做過乳房切除手術，在手術的位置，出現了一個凸起的小包，她見醫生，醫生説那是瘀血，並沒有太留意。

「一個月後，那個小包大了很多，這位女士又去見了另一位醫

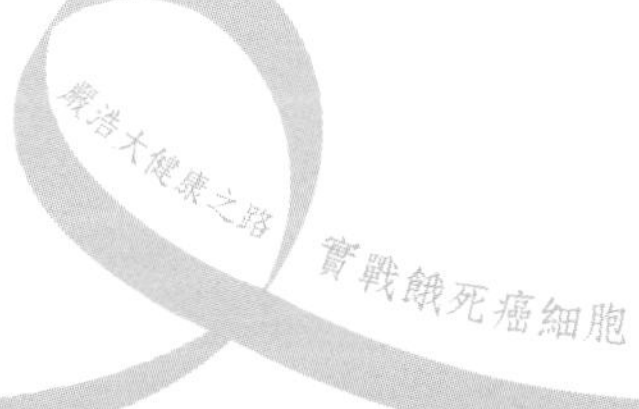

生，2 天後醫生告訴她，那是一種非常少見的成長快速的癌細胞。這位醫生告訴她時日無多，已無希望，但或許可以嘗試一種『阻隔細胞植入』的手術。這位女士非常悲傷和憤怒，因為第一位醫生的誤診，她浪費了一個月的時間。隨後，她開始服用亞麻籽油加茅屋芝士的配方，每天服用亞麻籽油的分量是 6 湯匙。

「後來，在『阻隔細胞植入』手術前她去做檢查，癌細胞竟然已經消失了！醫生感到很不可思議，但他對這位女士說，如果她不做點別的甚麼，他保證癌細胞還會重來，這位醫生給了這位女士一些東西去增強她的免疫系統，同時要在她身上試一種新疫苗，幸虧後來，醫生了解到變化是因為服用布緯食療，才不堅持讓這位女士做新疫苗的白老鼠。

「最後一次我得到這位女士的消息是在多年後的聖誕節前夕，她很好，並依然堅持服用布緯食療。」

******

布緯療法起源於德國，在 50、60 年代已經在歐洲治人無數，因為原料太不值錢，成品又不能成為一種專利，從中幾乎不能獲利，所以並沒有被引入醫藥行業。布緯食療至今已經在世界流傳超過半世紀，以下繼續分享案例。

「Debbie 在接受第四次化療前，醫生為她檢查了白血球的數目，如果身體在接受了以上三次的化療後已經在康復中，白血球的數目應該是減少的，但是數目沒有減少，三次化療之後，白血球數目甚至進一步上升了。於是 Debbie 決定放棄化療，正式開始亞麻籽油的療法。

「醫生警告她不可以這樣，但 Debbie 想，反正是豁出去了！後來腫瘤收縮得非常快，讓她感到非常振奮，雖然還沒有完全徹底消失，但腫瘤並沒有增生。當我打電話問她近況時，她説，讚美主！」

布緯食療的發明本來是為了治癒癌症，但因為食療改善了人的免疫系統，所以很多慢性病也治好了，只在我的讀者們中，在服用不到一個月的亞麻籽油和茅屋芝士之後，已經治好了極其難治的玫瑰痤瘡、30 年的濕疹等等。

******

不少讀者問我：「化療的時候可不可以用布緯食療？」這是個很嚴肅的問題，關係着個人的生命，我只可以介紹布緯醫生

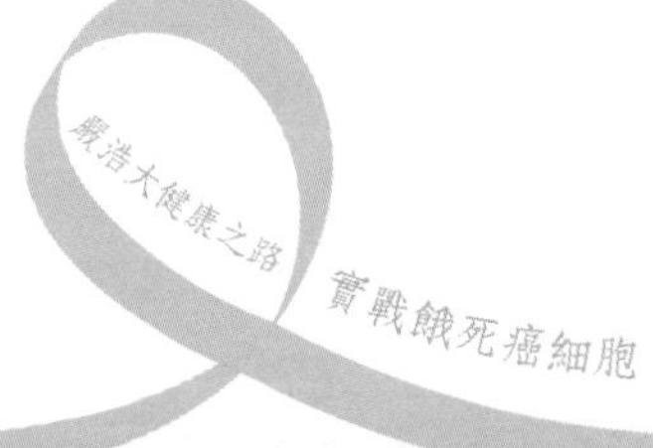

的工作方法和一些真實的個案，但我無法也無權替任何人做決定。治癌症的方法肯定多過一個，但選擇是個人的。

如果開始了亞麻籽油和茅屋芝士療法，布緯醫生不建議做化療，因為化療會影響身體正常細胞的復原。以下是具體的案例。

國外的案例：

「……這位女士有末期乳癌，癌細胞已經擴散到了骨頭裏，醫生讓她做化療，令癌細胞收縮，然後還要做另外一個手術，防止進一步的爆發式的擴散。同時，醫生也向她明說，化療並不會讓她活的更長，醫生説她只有幾個月的時間，而且化療以後，也不會有更好的生活質量。」

這位女士在化療和布緯食療之間穿梭，服用過一段時間布緯食療後，出現了一個關鍵的障礙：她很討厭茅屋芝士，只願意服用亞麻籽油，並且找其他的代替品。

在化療後，醫生説她只能活 30 天，但她後來多活了 22 個月。「直到今天我還想，如果當時我們堅持讓她服用亞麻籽油加茅屋芝士，是否她今天還會和我們在一起。可惜不能重來，而兩種方法只能嘗試其一。」

互聯網上有關化療的討論鋪天蓋地，任何一個關心親人是否應該接受化療的人，都應該自己謹慎地做一番資料搜索，然後做出理智的決定。

******

「我被診斷出有 Her2/neu 陽性乳房腫瘤，有 7.5 厘米大，我接受了手術，但只有三分之一可以被切除。以後的三次化療後，毛髮都掉光了，而且病得更加厲害，免疫系統大受損傷。那時，我的癌細胞指數是 78。服用了布緯食療三個星期後，指數竟然降到 43！我知道這是布緯食療的功效，因為在這之前我只是接受化療，而指數從未下降過。從那時開始，我就停止了化療，之後的兩個月裏，癌指數持續下降，到現在只有 23！

「我的一位朋友也是末期乳癌，已經切除乳房，準備化療，在她化療開始之前，我硬是逼着她嘗試布緯食療，連同我的飲食方法和運動，她都很認真的跟着做。隨後她還是去化療，和我一樣，藥劑是阿黴素。傳統上，這種化療之後都會導致

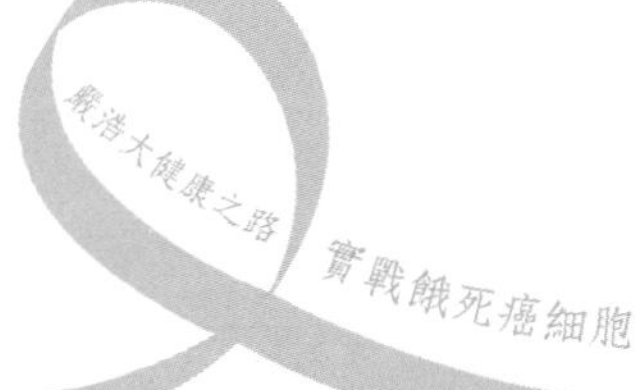

毛髮脱落，然而，她一根頭髮都沒有掉過，甚至完全沒有噁心過，沒有生過口瘡，任何白血球數目低下，可能產生的癥狀她都沒有！到後來，她的癌細胞指數低到甚至找不到了。

「同樣，我的父親原本被查出患有淋巴癌，他也採用了布緯食療，結果，過去那個巨大的腫瘤在他的掃描報告上只剩下一個小斑塊！我知道這個小斑塊很快也將消失！

「在布緯食療中，我交替地和着水果、生的蔬菜、或者有機的蜂蜜和餅乾吃。如果實在不想再吃這個食療，就捏着鼻子大口吞下去吧！Lynette。」

請注意以上個案，這位末期乳癌患者「被逼」嘗試布緯食療，連同分享者的飲食方法和運動，她都認真跟着做，化療後，很明顯她仍然繼續布緯食療，堅持食療規定的飲食方法，加上運動，於是她「一根頭髮都沒有掉過，甚至完全沒有噁心過，沒有生過口瘡，任何白血球數目低下，可能產生的癥狀她都沒有！到後來，她的癌細胞指數低到甚至找不到了。」

也可以在食療中加入淮山、無花果（包括無花果乾）等，無花果含有強力抗癌物質 Fig Latex，對肝癌與腦癌特別起作用，對幫助化療與輻射後恢復健康特別起作用。

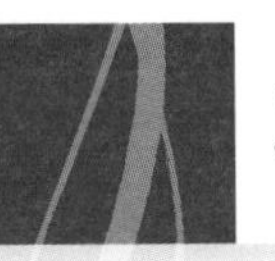

布緯食療戰癌症

針對癌症改善及治療，布緯醫生提出的布緯食療，我的讀者中同樣有不少實證案例，大家一同為健康加油。

Catherine：「你好，本人發現末期肺癌已擴散至骨，當時有一個標靶藥可治，但有效時間平均只有 11-12 個月，而且藥費非常貴，約 500 元一顆。那個平均數字非常準，我在約一年後再度擴散至骨，代表此標靶藥對我已經無效。醫生建議我做化療，他說這是新藥，不太辛苦的，只會兩三天不舒服，治療後只會掉去三分一頭髮，應該試，但要先打 2-3 針後才知是否適合；如果適合，每隔兩星期打一針，總共打 6 針，但藥物在身體中有效的時間因人而異，有些有一年之長。

「我當時很混亂，無法明白他說甚麼，丈夫當然甚麼都想試。這藥也很貴，約 2 千多港幣一針，我當時打了一針，回家辛苦了一星期，待我比較清醒後，我跟丈夫商量，我覺得不應繼續；第一，要打兩至三針才知是否合適，浪費金錢以及我的體力和精神；第二，每兩星期打一針，即正常一星期，又要辛苦一星期，這種折磨我受不了，而且金錢也是很重要的。

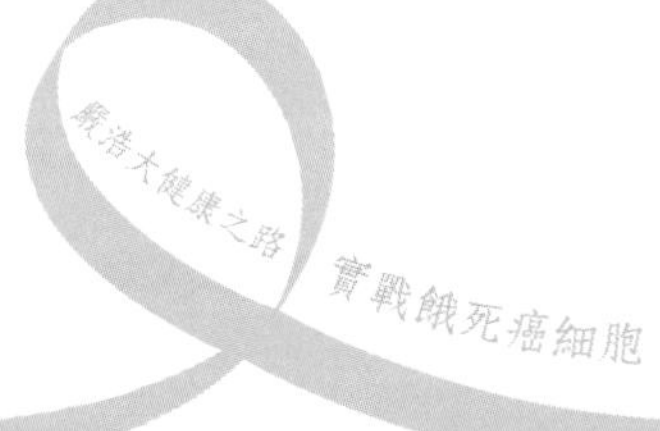

「我決定不繼續了，我想要較優質的生活，生命長短不是問題，所以我跟醫生說不繼續了，他表現得很不可思議，說『沒有個案打了一針以後便不繼續的。』之後我轉看中醫及吃中藥，每天都打扮漂亮與好友去看電影及吃喝玩樂。我是全部跟從布緯食療的戒肉、糖，只吃有機蘋果、蜜糖、初榨橄欖油及冷榨亞麻籽油，沒有吃動物脂肪，現在還有 4 天的類固醇要吃。」

回覆：一定要注意烹飪用的油，山茶花油有抗癌以及抗輻射作用，用作炒菜很適合，椰子油也適合炒菜油（參考本書有關章節）。同時，可以把粟米鬚煲水當茶喝（不是粟米，是粟米鬚），幫助祛濕，把十穀粥與小米粥輪流吃，粥中加芡實、淮山及薏米，也幫助祛濕。可以適當吃海魚，譬如馬友、三文魚，不可以吃海鮮、黃豆，但發酵過的納豆可以。蜜糖一次 1 茶匙就夠了。

「謝謝你的回覆。醫生說可能吃類固醇使我水腫，以及會令我好胃口。因很多東西都不能吃，現在我每天都用 4 湯匙有機低脂原味的茅屋芝士，加 2 湯匙冷榨亞麻籽油，加 1 湯匙磨碎的亞麻籽，加 1 個橙切碎，我覺得加橙以後容易入口，再加一片全麥方包作為早餐。午餐及晚餐都吃十穀粥和有機蔬菜；晚餐前再吃一次茅屋芝士加亞麻籽油及磨碎亞麻籽。」

回覆：不要只加入橙，多一些變化營養比較全面，蘋果、肉桂、檸檬汁、磨成粉的杏仁、核桃、各種堅果，除了花生，這樣可以讓食療可口一點。我自己是放磨成粉的熟芝麻，味道馬上就好了。有人喜歡吃鹹的，就放一點海鹽和一小撮胡椒。

「因我希望早點去掉面目浮腫，加強自信心也可活得開心點。」

我知道 Catherine 一定會成功的！

****

我接到一封題目叫「十萬火急」的來信，如下。

讀者 Emily：「請恕客套說話不多說。我有一女性朋友現在在澳洲，今年 53 歲，拜佛茹素（全素，包括不吃蛋、韭菜、葱、蒜等，亦少吃所謂假肉之類食品）已 20 多年，突然於去年 10 月發現手臂有腫塊，經檢查後證實患腸癌，並已延至淋巴。今年 2 月剛完成六次化療，於 4 月底出報告。3 月

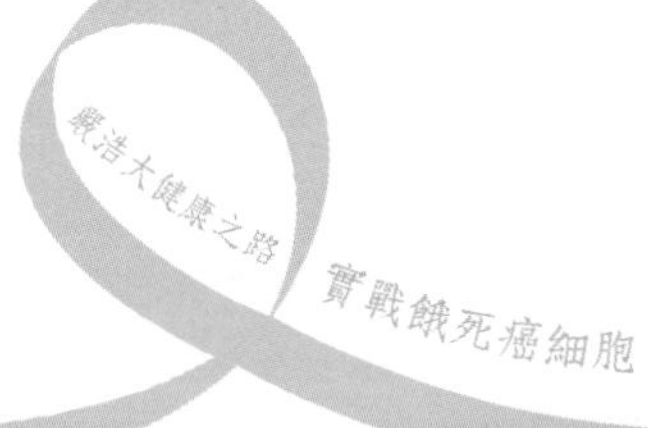

初開始布緯食療，每天服用 4 湯匙混合茅屋芝士的冷榨亞麻籽油，服用兩星期後，感覺身體強壯了、精神好了、體重上升了。但繼續服用，胸口有作悶的感覺，精神亦較前稍遜；所以她將每天服用 4 湯匙改為 2 湯匙，胸口作悶的感覺消失，再配合服用健脾開胃的中藥（是針對治癌的），精神和身體都越來越好。朋友對布緯食療很有信心，打算假若 4 月底出報告後，如醫生再建議化療，她也會拒絕。想請教嚴浩導演：病人服用初期有好轉，但之後反覆，是否正常？應否繼續？」

回覆：治療癌症，布緯食療不應該停下來。在香港，布緯食療因為我在專欄介紹，在華人社會才開始，但在國外，早就有千萬受益者在網上分享經驗。

嚴格來說，每天只服用 2 湯匙是不夠的。這位患者已經茹素 20 年，還是會長腫瘤，說明中式素食大量用的是精煉油，根據布緯博士的研究，精煉油是腫瘤和癌症的起因。不知道這位患者的最後一份報告結果如何？

兩個月後，讀者 Emily 來信：「我朋友由 2 月 26 日完成六次化療後開始布緯食療，至 4 月 27 日到醫生處做檢查，今天，

5 月 3 日出報告，醫生說她體內已百分百沒有癌細胞。據朋友了解，就算完成化療療程，一般來說，癌細胞指數都未會降至零，她感覺這絕對是布緯食療的功效。我朋友是虔誠佛教徒，她很感恩，囑咐我必須代她向嚴浩導演致萬二分感謝，並將她的成效與人分享，讓更多病人獲得救治。」

祝賀這位戰勝癌症的朋友，也非常感謝讀者 Emily 的分享！

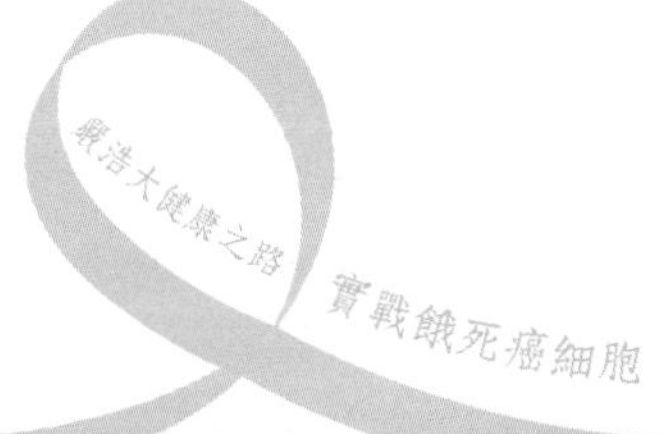

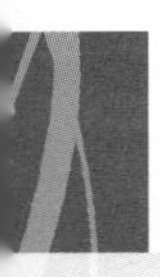

布緯過程癌指反覆

在美國的布緯食療支援小組通信中，有一名 Rebecca Josephs 女士有以下的來信，對服用布緯食療的讀者，其中有很多重要啟示。

「我與丈夫服用布緯食療接近 4 年。我的丈夫有乳癌、II 型糖尿病、關節炎、高血壓、心臟病。2004 年 6 月，他進行了乳房切除手術，當時癌細胞已經擴散到胸膜和淋巴腺。他拒絕化療、荷爾蒙療法，也拒絕任何『抗癌』藥物，自從知道自己的病後，布緯食療幾乎是他唯一的治療途徑。他手術後曾經接受過一次放射療法，但副作用很難受。我們小心地跟隨布緯食療的治療指引，過程中，丈夫的驗血報告有幾次顯示癌指數嚴重回升，但他連一天也沒有感受到病，和病帶來的痛苦，他的糖尿病也控制住了。兩年前他已經停了糖尿病藥，但目前繼續服用抗血壓藥，原因是，抗血壓藥需要在醫生的監護下逐步遞減，但我們的醫生已經因為我們處處抗命而不爽，再提出這個要求等於是開仗。我不敢說丈夫已經完全康復，但他已經沒有乳癌的跡象，對一個 75 歲的人來說，他的健康也很好。

「我本來也有高血壓和關節炎，現在我的血壓已經下降，膝蓋、肩膀、手腕的痛也已經消減，相信都是服用布緯食療的結果。我不吃任何藥物。我晚上還是會不舒服，但是如果我停用布緯食療幾天，疼痛會變得更嚴重。」

來信中有一句：「我們小心地跟隨布緯食療的治療指引，過程中，丈夫的驗血報告有幾次顯示癌指數嚴重回升，但他連一天也沒有感受到病，和病帶來的痛苦……」來信說，患者除了布緯食療之外，基本上沒有採用任何傳統醫藥，雖然過程中會出現癌指數反覆的現象，「但他連一天也沒有感受到病，和病帶來的痛苦」，4 年後，原來的癌跡象已經消失。

無獨有偶，讀者有一位陳先生，他也有類似經驗，但他是類風濕關節炎。

「本人有類風濕關節炎十幾年，一直服 Methotrexate，每星期 7 粒，葉酸每日 1 粒。去年 10 月開始布緯食療及油拔法，其間已停藥，只吃葉酸。現在（3 月中）維持每日一次布緯和一次油拔法。在最近 3 個月已沒有關節痛，在吃藥時反而常常關節痛。今年 3 月驗血報告，紅血球沉降率（檢測身體發炎指數）是有類風濕以來最高，但反而沒有痛，真神奇。」

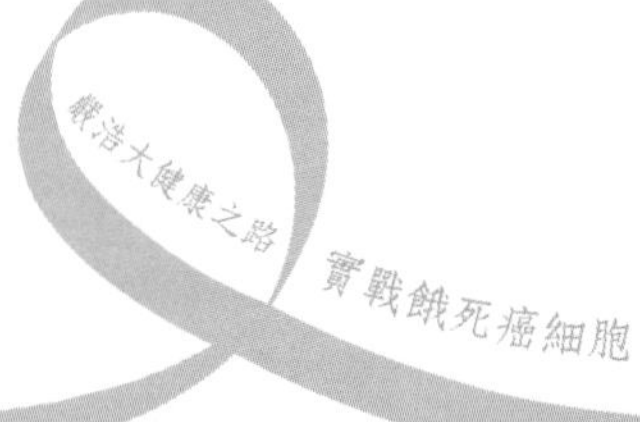

好轉前反應也有人叫「影子反應」，也有病的症狀，但是虛的，沒有原來症狀會帶給患者的痛苦；所以美國的來信説，「丈夫的驗血報告有幾次顯示癌指數嚴重回升，但他連一天也沒有感受到病，和病帶來的痛苦」、香港的陳先生説，「紅血球沉降率（檢測身體發炎指數）是有類風濕以來最高，但反而沒有痛」。

我不是醫生，不要信我説的話，但我希望香港的醫學有一天走在世界醫學的前面，打破傳統醫學故步自封的局面，一切為病人，為一切病人，為病人一切。

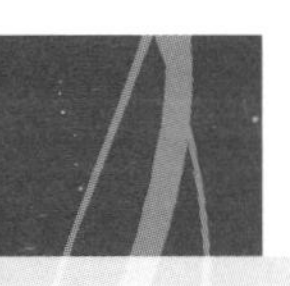

布緯食療降癌指數

Evelyn 小姐的媽媽得乳癌去世，她也得同樣的病，但她服用布緯食療，布緯食療改進了她的免疫系統，強大後的免疫系統戰勝了癌症細胞，病於是好了，還懷孕了，同樣的病沒有在家中繼續，繼續的是新的生命。

Evelyn 小姐：「我於去年，35 歲時確診患上一期乳腺癌，並即時做了切除手術及完成了電療，但沒有服食荷爾蒙藥及化療。因為我希望可以懷孕，而且並不相信化療能根治癌症。在今年 2 月，我開始了布緯治療，到現在已吃了 7 個月，雖然是斷斷續續的，但最近的檢查都沒有發現癌細胞。我這 2 天發現自己懷孕了，請問在懷孕期間，可以繼續布緯治療嗎？」

回覆：非常高興，恭喜！一定要繼續布緯食療，對寶寶也是好的，你一定不可以停止。

「我兩年前去世的媽媽也是乳腺癌患者，她確診時已擴散至淋巴，醫生讓她做了很多不同的化療、荷爾蒙藥、電療，但她不到一年又復發了。她及我的乳腺癌，都是因荷爾蒙引起

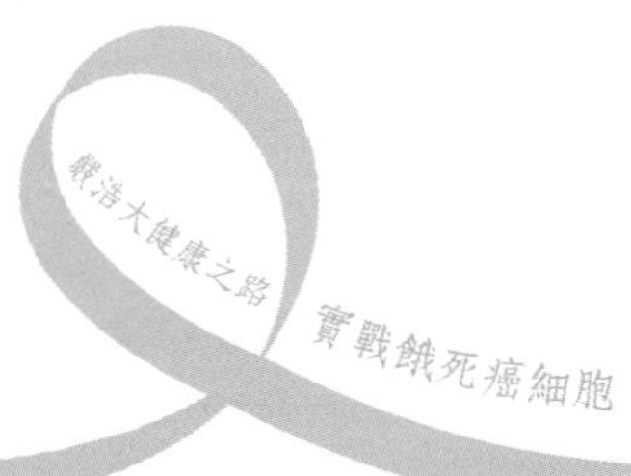

的。那時候我問醫生，除了殺死癌細胞，不是應該找出使荷爾蒙失衡的原因嗎？當時他是啞口無言！媽媽只存活了兩年就離開了。所以當我知道自己有同樣的病時，我就決定不全用傳統西醫的方法，嘗試自然療法、中醫。今年年初，朋友介紹我看你的文章，就這樣開展了我的布緯旅程……」

聽說在醫院中，醫生告訴乳癌患者，說乳癌是沒辦法檢測癌指數的，結果有的患者明明已經好了，乳房上已經沒有了硬塊，醫生還是堅持做化療。Evelyn 小姐很幸運。

Evelyn 小姐：「……我用 3 湯匙亞麻籽油，加入 6 湯匙茅屋芝士混合，再加約 1 湯匙研磨亞麻籽粉及 1 湯匙的黑芝麻、淮山、杏仁混合粉。我現在是早晚各 3 湯匙亞麻籽油加 6 湯匙茅屋芝士，請問我是否需要增加或減少呢？」

回覆：不要減少，也不要增加。準時做懷孕檢查。不要吃肉，布緯博士說，孕婦如果有需要，可以吃少量白色肉的魚，譬如馬友魚，每天吃一個連殼水煮的雞蛋，重點是把身體培養成一個含鹼高的體質，千萬不要補，飲食平衡就好，布緯食療提供最優良的蛋白質，不要擔心營養不夠。要每天曬太陽（參考〈太陽能是生命原動力〉p.242），要多見正面樂觀的朋友，要保持心情好。當然，更要睡得早。

Evelyn 小姐：「感激你的提點。希望有更多人在看完你的文章後得到啟發，多思考病的根本，不盲從治標不治本的醫療方案。」

説得真對！臨結束前，我加了一句：謝謝您的分享，讓我知道我的工作是有意義的。您一定會更好！

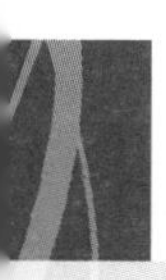

膀胱癌受控制了

收到符先生的來信，他撰寫此文的初衷是為愛他的人、關心他的人、幫助他的人表示感恩而寫的。

「這篇稿件是我本人完全真實的案例。我是膀胱癌晚期病人，去年 7 月被醫生判了死刑，最多只有一年的生命，今年 4 月下旬我生命垂危，每次小便都是在尿血（不是血尿，完全是血），我已經寫好遺囑，並且把我的所有器官全部捐獻給『香港器官捐贈中心』。這時候接到姐姐電話，讓我看〈嚴浩秘方〉的撰文，轉載一位 71 歲的美國老人患膀胱癌，症狀同我完全一樣，而他是用『布緯食療』治癒的。我心中重新燃起強烈的求生慾望，立即開始『布緯食療』，兩個月後我漸漸感到身體的變化——

1. 頻密的小便時間由一個多小時一次延長至兩個多小時；
2. 小便中肉眼慢慢看不到血；
3. 右腿原來常常有麻木的情況變得正常；
4. 血壓由原來 135 降低到 120；
5. 我常年腰痛的老毛病，居然在不知不覺中消失了！

現已有半年了，我每天都堅持布緯食療，情況越來越好，現在小便 4 小時左右一次，晚上 6 小時左右。」

符先生說，他從患病到復原有珍貴的體會，單是「布緯食療」並不夠戰勝癌症，更重要是輔助治療，第一是心態，不要懼怕癌症，以樂觀的心態對待疾病，深信一定可以戰勝癌症；良好的心態、樂觀向上的態度才是戰勝死亡的根本。

飲食一定要忌口，戒掉各種肉類、油炸類、加工食品、垃圾食品；戒掉所有白糖做的甜品、汽水、飲料；戒掉所有白米、白麵以及相關食物，譬如白麵包、披薩（薄餅）等等，多吃蔬菜、水果類的食品，例如洋葱、圓白菜（椰菜）、南瓜、青菜等。要早睡。

符先生說，他患病的起因是過度勞累，加上飲食不健康、不規律，對醫生的檢查報告也不重視。去年 1 月他進行尿檢，「潛血」一個加號，他不知道「潛血」是甚麼意思，更不知道它的危害，所以沒有重視；到 4 月開始有血尿（肉眼看見紅色），到 7 月已經醫生被判死刑，他得病，是從頭到尾都沒有關心過自己的身體。

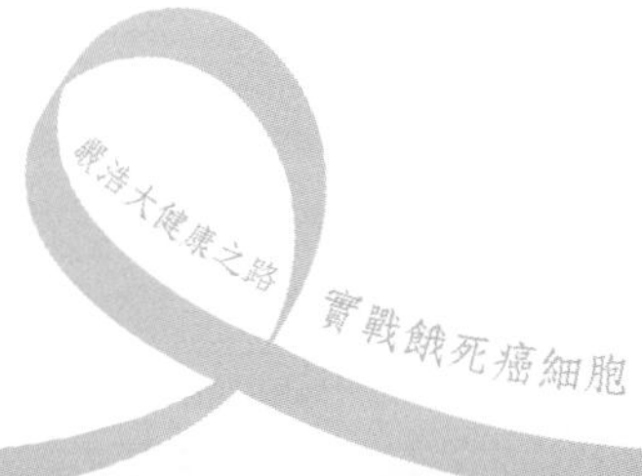

符先生：「談一點再生的體會——

1. 要時刻懷有感恩之心，要感謝上帝感謝主，感謝父母、老師和愛你的人及你所愛的人，這樣你就永遠生活在幸福中，生活在快樂中，你就有戰勝一切艱難困苦的勇氣和力量。

2. 人遲早是要見上帝的，癌症其實就是一種慢性病，不要恐懼，只有不怕死的人，才能戰勝死亡。

3. 重酸性體質是易患癌症的，所以要少吃肉類、油炸類等食品，多吃水果和青菜，使身體保持弱鹼性。

4. 從點滴善事開始做起，我媽媽教導我：當你常常幫助他人，你就會永遠快樂！」

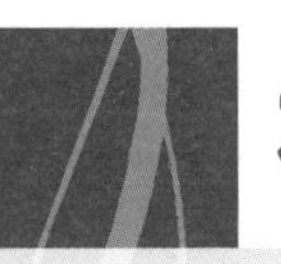

布緯實戰阻癌擴散

這一封來信，是患者服用布緯食療後，癌指數直線下降的實戰案例。

Rita 來信：「今年 5 月尾發現肺癌，還擴散至肺膜、腹膜、淋巴和骨。由 6 月 7 日開始吃標靶藥，6 月 14 日開始布緯食療，吃標靶藥 7 天身體沒有任何反應，自從每天吃 10 湯匙芝士（5 湯匙油），才服用了 3 天布緯食療，覺得氣順了、咳嗽少了，一星期已經沒有了咳嗽……」

我請她詳細一點，她覆信。「沒有服用布緯食療之前呼吸不順，上氣不接下氣，講幾句話又咳嗽，但只吃 3 天已沒有咳嗽，一星期已經沒有上氣不接下氣的情況。以前我的聲音有些沙啞，但好奇怪這些問題消失了……」

問：「以前聲音有些沙啞，是指癌症之前嗎？」

答：「我聲音沙啞已有十多年，想不到布緯食療可以把我的聲音毛病治好，現在說話中氣十足，朋友還說我比以前還好，人精神了，因此我對芝士加亞麻籽油充滿信心。而標靶藥所產生的副作用令我很困擾……」

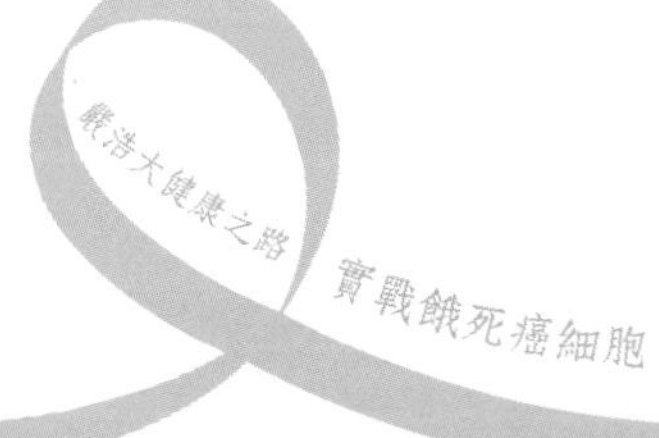

問：「如何困擾？」

Rita：「全身痕癢，背脊不停出紅疹，面上出暗瘡，口乾沒有口水，晚上完全睡不着。」

紓緩咳嗽及氣喘

關於標靶藥、布緯食療與身體反應的問題，我請 Rita 再解釋一下，因為以上的說法有些矛盾，她的解釋是：「未吃標靶藥前，我有咳嗽以及氣喘，說話的時候，那怕多說幾句就咳嗽和沒有氣，吃標靶藥 7 天都沒有任何反應，吃布緯食療後很快就改善了。」

這裏我要補充一下，標靶藥是為了控制癌細胞的，除此以外，對身體沒有任何修補作用，所以服用標靶藥以後不會改善本來身體的症狀，例如 Rita 本來有的咳嗽以及氣喘，不是標靶藥所針對的症狀。針對性打擊，是西藥的特性，西藥不會照顧身體的全面，譬如癌症，西藥不會改善身體的全面環境使癌細胞無法生存，只是單挑癌細胞，打擊癌細胞，同時也不分敵友，大幅度減低身體免疫力，這樣，癌細胞就有轉移的機會。

布緯食療從身體的基本組織——蛋白質和細胞的層次使身體強壯起來，癌細胞缺乏生存環境，自然便死亡。蛋白質是地球上一切生命的開始，從這個最根本的層次開始治療，是布緯食療無可替代的原因。不要以為這個康復時間需要很久，從 Rita 這個實戰案例中，她是「今年 5 月尾發現有肺癌，還擴散至肺膜、腹膜、淋巴和骨。」癌細胞已經擴散到了淋巴和骨，但是她才吃了兩個半月布緯食療，結果呢……

食療分量不可減

Rita：「在 8 月開始將標靶藥減半服食，只吃半粒藥，副作用減少了，背脊少了紅疹，口已沒那麼乾，但還有痕癢。本來在未發病前我晚上也睡得不好，吃了標靶藥後因全身太乾，晚上不停飲水，那幾天晚上根本完全無法入睡；服食布緯的首晚就可以一覺睡到天光，我很開心，很久沒有那樣舒服地睡，咳嗽也少了，明顯是布緯的功效。四星期後驗血照肺片，令我很振奮，因為癌指數由 6.7 降至 2.9，肺片也大有進步，只服食了兩個半月布緯……我更加有信心服食布緯食療，現在已經有 8 個癌友跟我服食，我這幾天不停有癌症朋友來我家學做布緯食療，我會推廣布緯的好處，希望救活更

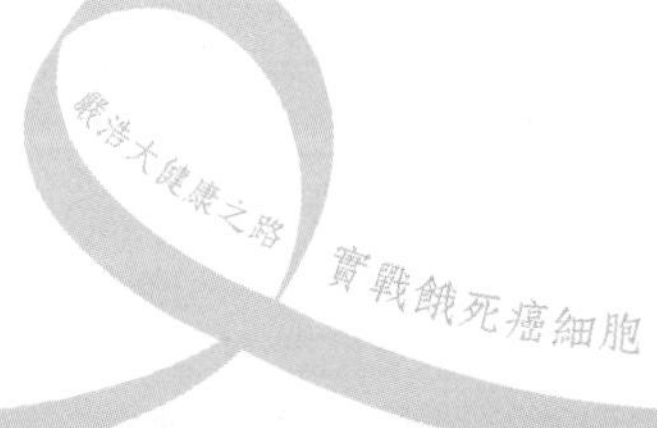

多癌症病人。」

自求多福，還惠及他人，Rita 是真正的癌鬥士。Rita 有個疑問：「布緯分量可不可以減少？」

答：「千萬不要減少布緯食療的分量。每天 10 湯匙茅屋芝士、5 湯匙亞麻籽油不多。最高上限是 8 湯匙油、16 湯匙芝士。」

我又問了一個非常關鍵的問題：「有沒有化療？」Rita 的答案是：「沒有。」

記得嗎？Rita 是「今年 5 月尾發現有肺癌，還擴散至肺膜、腹膜、淋巴、骨。」但是她才吃了兩個半月布緯，癌指數已經由 6.7 降至 2.9，期間根本沒有做化療。

布緯食療的蛋白質療法治癌症，在世界上已經有超過大半世紀的歷史。

祝福 Rita 和她的癌友們，你們一定會在短時期內重拾健康！

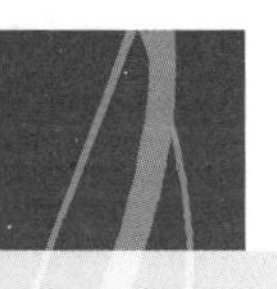

化療與布緯共存

化療和布緯食療可不可以同時並用？以下是一封來信，是實戰後的經驗分享。

讀者 Griffin Tong 來信：「我朋友的爸爸不幸患了胃癌，經過手術及化療後，身體恢復得較慢，定期檢查時發現有懷疑擴散至骨的跡象。於是我介紹了布緯食療給朋友爸爸，起初一星期服用基本分量（即每次 2 湯匙亞麻籽油，配 4 湯匙茅屋芝士，一天 2 次），在身體適應了逐漸加大至最高分量（即一天服用共 6-8 湯匙亞麻籽油、12-16 湯匙茅屋芝士），在連續不斷服用一個月後，再次前往醫院檢查，醫生發現懷疑擴散的黑陰影完全消失了。至今仍不斷服用已四個多月。多虧發現布緯食療的報道，謝謝你！嚴先生。」

兩個月後，9 月 9 日，我再進一步跟進。

「你好！你朋友的父親還在服用布緯食療嗎？癌症控制住了嗎？」

同日，Griffin Tong 先生回信。

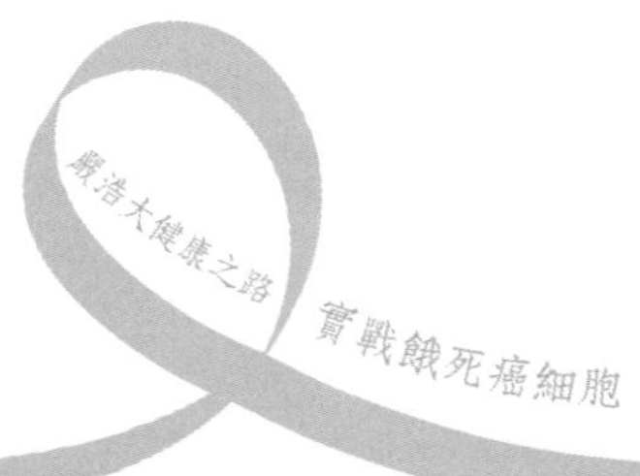

「謝謝你的關心。我朋友的爸爸剛於上月再次檢查，完全處於控制水準，沒有任何復發的跡象。布緯食療依然進行當中，但茅屋芝士經常性缺貨，需要不同地區的朋友協助尋找。」

如果所在地區沒有茅屋芝士，沒有 Quark 歐洲芝士，可以用 Greek yoghurt（希臘乳酪）代替，產品標籤列明蛋白質（protein）每 100 克接近 6 克（6 g of protein per 100 g）。切記，任何芝士必須是原味、無添加糖。Greek style yoghurt（希臘風格乳酪）經常有添加糖，請小心選擇。兩者的分別：前者，生產地在希臘；後者，用希臘的方法製造乳酪。

非常感謝 Griffin Tong 先生的分享，幫助很多癌症病人找到了希望。布緯博士不提倡化療，因為布緯食療已經可以有效控制癌細胞，但布緯食療並不會影響化療，以上的案例，在全世界服用布緯食療的案例中，比比皆是。

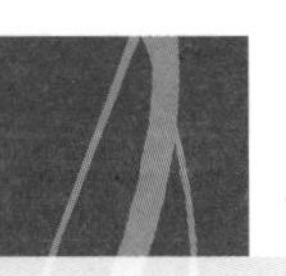

所有腫瘤已縮細

以下這封來信有非常重要的分享，對癌症患者來說，信中的訊息可能帶來一個重生的機會。

11 月 10 日，Rita：「同年 5 月下旬，證實肺癌，而且擴散至肺膜、腹膜、淋巴，當時心情甚為複雜，做了一連串的化驗，醫生說此病可以用標靶藥治療。之前，已知道嚴浩先生介紹之『布緯療法』，當證實為癌症時，為了多認識此病，亦想知道有沒有一些自然療法可有幫助，所以不停尋找，上網、閱報、翻閱書籍；亦到網上布緯中心（Budwig Center）了解，發現茅屋芝士加上亞麻籽油所產生的作用，令身體的血液增加含氧量，也同時增加奧米加三，癌症病人正正是缺少此兩元素。根據布緯中心的資料顯示，九成癌症病患者可以復原，所以就選擇了此方法。

「6 月 7 日開始標靶療程，3、4 天後身體內外都感覺很乾，咳嗽及氣喘也沒有改善，於是 8 日後同時開始了布緯食療，食後 3 天已不覺有咳嗽，一星期後氣喘感覺亦大大有改善。

「標靶藥令我身體非常痕癢，乾渴，尤其到了晚上，要不停飲水，身體亦出現紅點、疣，大約服藥個多月後，已覺吃不

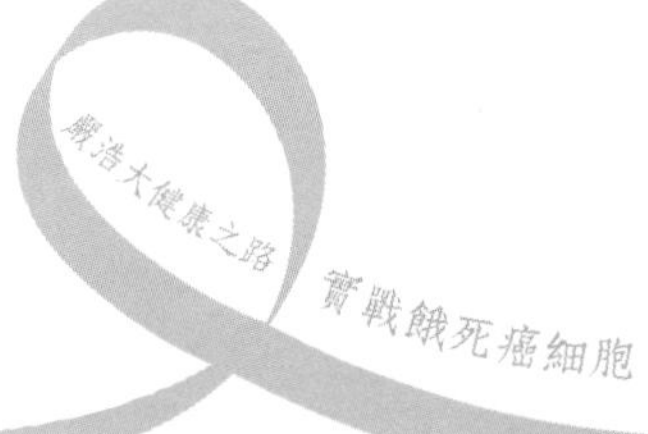

消，決定自行減藥為半粒。一個月後驗血，發現血液內的癌指數已達正常指標，由此更為肯定布緯食療的效用。一個月後，再自行將標靶藥減為四分一粒，再驗血亦正常。9 月 12 日照 CT Scan，報告顯示所有腫瘤已縮細……」

Rita：「治療期間到中醫師處做六筋經點穴療法，因為得到他的鼓勵而減藥。曾到訪癌協中心，詢問有否聽過『布緯療法』，當時回覆是未曾聽過，於是介紹布緯中心網址給他們認識。個多月前，癌協說現在有很多病友開始知道此療法，我亦有將我的效果告知，癌協希望我能分享是次抗癌歷程。祝各病患者早日康復！身心健康！」

非常感謝 Rita 的分享，特別是 Rita 把這個方法告訴了癌協，更多患者將會得到幫助，功德無量！Rita 是一位勇敢的癌症鬥士，她得病後，醫生告訴她不要存太大的希望。有不少癌症患者不是因為癌症而病死的，是因為精神崩潰被嚇死。讀者中，另有一位肺癌患者服食布緯食療後，癌指數完全消失，這時候，他的家人中又有一位成員被診斷為末期癌症，病人收到醫院通知後，在兩個星期內已經起不了床，但兩個星期後醫院又突然來信，說之前的報告搞錯了名字，並沒有

212

癌症！之前被嚇得半死的「癌症病人」又突然好了。

Rita 沒有因為被判死刑而嚇到，她更不斷鼓勵周圍的「癌友」服用布緯食療，她還組織癌友分享服用布緯食療的經驗，也一起按照健康飲食的方法在家中一起做飯聚餐！

癌症不是絕症，只是營養不平衡，這個觀點早就被世界前沿醫學提出，在世界、在香港，這個觀點也被眾多實戰者完美證實！

通常癌症患者在服用「布緯食療」1-3 個月的時候，已經看見成效，從而放下心頭大石，但往往也因而放鬆警惕，飲食、休息不注意了，完全忘記了自己的身體還是需要被照顧。

Rita 的癌症本來已經擴散，醫生說是末期，後來她才吃了兩個半月布緯食療，癌指數已經由 6.7 降至 2.9，期間根本沒有做化療，半年後，癌指數又上升了。我請她自己評估一下原因，Rita 是位很冷靜的女士，她回想了一下，總結出四個可能成因。

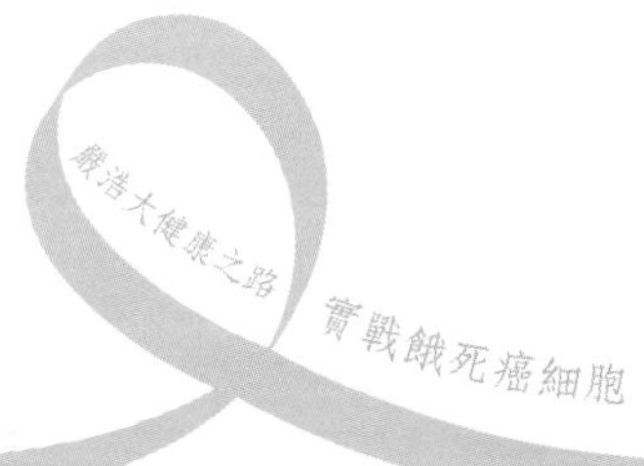

1. 重新返回職場。Rita 的職業性質壓力極大，時間又長，壓力可以誘發癌症。

2. 如果患了癌症，一定要在短期內吃大量含維他命 B_{17} 的食物，如北杏、各種水果的果仁及種子、亞麻仁籽、葵瓜子、南瓜籽、芝麻，薏仁、小米、糙米、粟米、核桃等等，她在剛開始的時候每天吃，發現癌指數下降後幾乎一次都沒有吃過。

3. 亂吃肉。聽人説鱷魚肉可以治癌，她連續喝了兩個星期鱷魚肉湯。有人也喝水魚湯，這都是不建議的。

4. 檢查之前有感冒。抵抗力下降有可能影響癌指數。

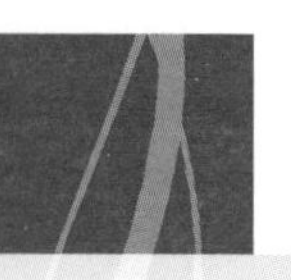

關鍵是當事人的士氣

布緯食療加上飲食以及調整生活方式，證明治癌症有效，最不容易的反而是好轉以後的堅持。

王小姐：「我的父親在 3 年前確診腸癌，手術後又發現肝臟有腫瘤，當時即服用布緯食療，一直有效果及穩定病情。可惜，父親對要戒口及食療未能堅守，三星期前開始停食布緯食療，最大的問題是重新吃肉。現在一切末期肝癌症狀陸續浮現，例如腳腫、黃膽、尿色深……現在他深感後悔，又再次服用食療，每天 2 次，每次 4 湯匙油、8 湯匙芝士，你認為還有效嗎？還可以繼續再吃，或是再做些甚麼會有幫助？」

所有的癌症都不可以掉以輕心，其中腸癌更甚。腸道是人體最大的免疫系統，如果心、肝、脾、肺、腎分別是國中的皇、宰相、國防部長……腸道則好比是國家的護城牆，如果護城牆崩壞，哪怕做皇帝的是關公，做國防部長的是張飛，都無法保家護國，所以當腸道有腫瘤，好比是護城牆已經頹壞多年，其他的器官一早已經被暴露在危險之中。

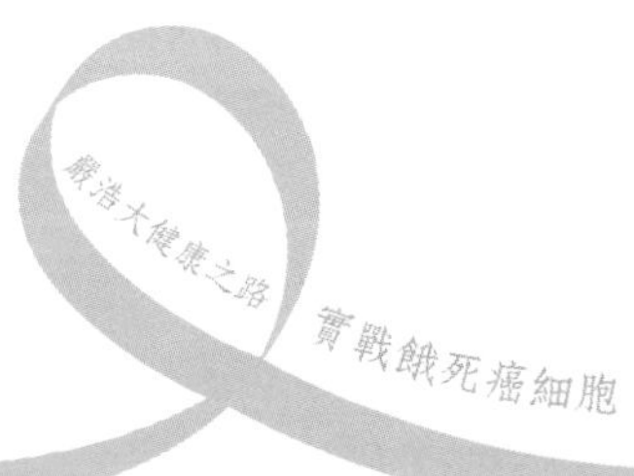

王小姐的父親 3 年前靠服食「布緯食療」改善了肝癌，隨着時間過去便有癌症已經被控制了的錯覺，因而掉以輕心至病情逆轉，再重新服用布緯食療是否還有效？應該有效的，關鍵是士氣，是耐性，以及對自己身體加深了解，要把自己的身體當本書去讀，讀通讀透。

要明白癌細胞好比感冒，永遠不會從身體中消失，可以做到的是不斷提升健康素質，利用飲食和生活方式配合，讓病菌沒有出頭的機會。旁邊親人朋友要多鼓勵，比甚麼都重要。

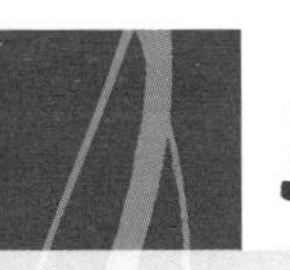

血癌後生蛇

急性血癌病者的免疫力降低而生蛇，服食布緯食療後恢復免疫系統。

「我叫『紫貓』，現年 35 歲，現正在瑪麗醫院 A6 隔離病房⋯⋯忍痛跟你聯絡。去年 12 月 14 日確診患上急性血癌，當時 34 歲，抽骨髓發現癌細胞 93%，接着完成四次鞏固化療。感恩親姐姐骨髓與我吻合，今年 6 月 19 日進行骨髓移植，7 月 12 日出院至今⋯⋯我姐的骨髓正在我身上造血，因為我原先沒有地中海貧血，而我姐有，現在骨髓移植後我也有地中海貧血了。異體骨髓移植後病人很虛弱，免疫力很低，一星期前我『生蛇」（帶狀皰疹），隨即入院被隔離，輸入免疫球蛋白和『蛇藥』。一般血癌病人易『生蛇』，這我也有心理準備，但更不幸的是，我一次中了 3 條神經線，即同一時間生了 3 條『蛇』，實在是痛苦⋯⋯右胸口至肩膀、頸至耳，還有手臂，神經痛曾一度拉扯至頭和耳骨，頭抽搐的痛，耳猶如被長期『扭耳仔』，好痛，真的好痛！尤如燒傷刀割，連日的痛，醫生開了專門止神經痛的止痛藥給我，但我堅持只在睡前吃 1 次，使痛不影響睡眠就好。

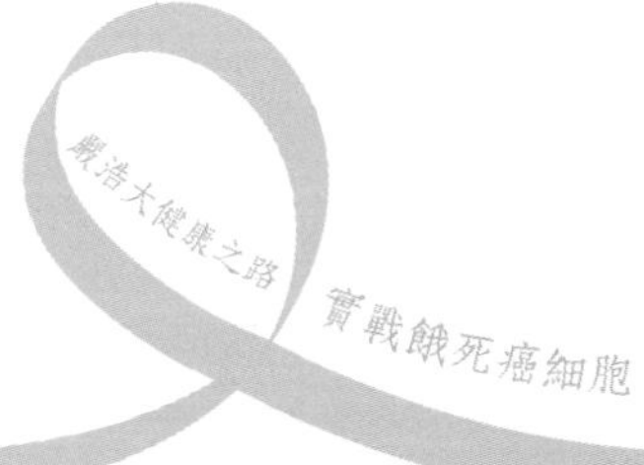

「感恩，今天『生蛇』第7天，水泡終於收水，皮膚很乾，如今右側身的神經痛減輕，但換來的卻是痠軟的痛，很溫熱，右手無力，西醫說是神經痛影響……自確診患上急性血癌後，姐姐送我幾本你的著作，我已將你四本著作讀畢，還天天讀你的專欄……

「……有持續實踐油拔法、浸腳、亞麻籽油和十穀粥，由於仍要服食抗排斥藥（環孢素），所以沒有落實布緯療法，只是每天服用亞麻籽油……好認同你所說，健康革命自己要努力。」

回覆：「不用擔心，吃對了東西病就有轉機，尤其是你很正面，又有運動，很容易好。布緯食療是有效恢復免疫系統的食療，不會影響西藥，隔開兩小時吃。」

「還記得我『紫貓』嗎？感恩住了10天隔離病房後終於在9月14日出院，9月17日開始布緯食療，憑信心停服一切『蛇藥』和止痛藥，同時服食中藥粉。首兩星期半夜還有偶爾的『蛇痛』，但我仍堅持不服止痛藥。至9月24日覆診，醫生驚訝我『蛇』復元快又進展理想……

「至今天天布緯當早餐，配新鮮水果，美味又享受，健康進展也不錯。但一直以來都是以手拌勻芝士和油，需時 20 多分鐘，一直盼望省卻時間和人力……渴望請教，到底用甚麼樣的工具製作布緯最為理想又有效率？」

回覆：「謝謝你的問候。建議去商店買轉速最慢的手提棒狀攪拌機（製作過程參考本章〈布緯食療一、二、三〉p.157），看見油完全與芝士結合便可以了。轉速慢是不希望油被氧化，所以提議用手攪拌布緯食療以保證療效，轉速慢的攪拌機也可以代替手攪拌。」

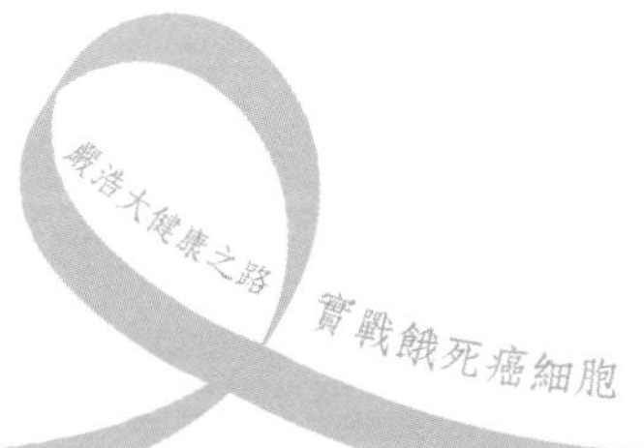

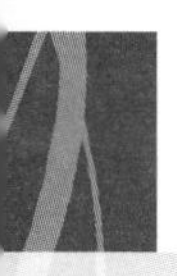

護士 M 的來信

這是一封令我難過的來信，可惜類似的情況幾乎不斷重複。信來得太遲了，哪怕只是早一個月，結果都可能改寫。

護士 M：「你好，本人是一名護士，但非常相信閣下介紹的食療。本人的父親證實患了第三至第四期肺癌，已擴散至淋巴、食道及氣道後面，加上父親換過心瓣，服用薄血藥已 30 多年。拜讀閣下的著作，嘗試布緯療法 4 天（4 湯匙茅屋芝士 +2 湯匙亞麻籽油 + 亞麻籽磨粉），一日一次，到第 4 天發燒及嘔吐，食後 45 分鐘全嘔吐沒消化。入院後發現薄血指數非常高，因此停服（之前常發燒，所以於布緯療法加黃薑粉）。」

服用布緯食療後是會有反應的，病情愈重，反應愈大，最常見的是咳嗽。我曾寫過：「如果在服用布緯食療後開始咳嗽，極有可能是復原過程中的一個自然過程，建議做針灸或者看中醫，不要停布緯食療，可以與中藥同時服用，中間隔兩小時。」

至於薄血，很多食物都有薄血功能，布緯食療是針對血細胞健康的，如果血稠，就自然「清血」，又同時可以「補血」，但如果病人同時吃薄血丸就可能有血太稀的危險。

布緯博士不建議用藥，癌症是免疫系統失調引起，傳統西醫、西藥無法改善免疫系統，到了 21 世紀的今天，一場新冠肺炎席捲世界，病毒針對免疫系統攻擊，傳統西醫西藥仍然束手無策，反而中藥在一定程度上立功，事後西方學者總結改善免疫系統的方法，所有重點仍然一如本書介紹。食療加上改變生活方式改善整體健康，改善細胞健康，為血液提供養分，也就提升了免疫力，癌細胞失去生存的環境，自然死亡。西醫單獨針對癌細胞，與自然療法是兩個概念。

護士 M：「因在醫院留醫，所以沒法服用布緯療法，改用油拔法，今早空肚油拔完，下午已嘔吐不停，不能進食，已嘔吐多次，導致父親不願再用油拔法，而且父親非常瘦，屬營養不良那種，他甚麼治療也不願做，因已 72 歲，請問布緯療法的劑量有何建議？已拜讀閣下的著作，雖有説服薄血藥實戰經驗，但那位女士非重症癌症患者，請問開始的分量應是多少？相隔多久才加？應該開始時一日一次，還是一日兩次布緯療法？爸爸是一個月才抽 1 次薄血指數。酸椰菜服後隔幾耐才可服茅屋芝士及亞麻籽油？爸爸現只肯接受布緯療法，其他治療全部放棄。」

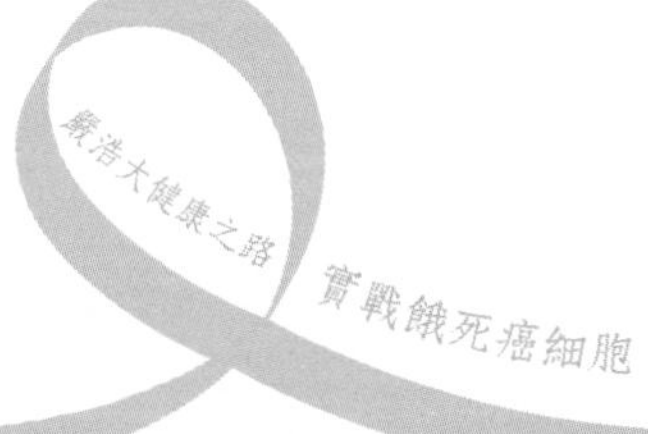

我雖然已經把所有食療要點在書中寫清楚，還是在回信中向她重複講一次。衷心祈求當事人配合整套程序，不要放棄。年紀大了，身體開始變化，我寫這行文字的時候已經 73，注意到了時間帶給身體的風霜，我準備放棄的，是從前養成的不良生活習慣，是在社會浮沉中衍生的負面思考習慣，是與生帶來的情緒習慣，放棄習慣，是幫助自己更輕鬆地活下去。人無法控制生命的長度，可以控制生命的闊度。癌細胞見光死，這一縷光暉，是指大自然和心中的陽光。

回覆：

1. 布緯食療從一天一次開始，服用食療之前 30 分鐘用酸椰菜汁 1 小杯。食療加上黃薑粉很好，有抗癌作用。
2. 如果在服用薄血丸，請在醫生監護下逐漸停藥。
3. 要每天散步。

其他一切按照書本做。

我向她推薦了其中一個布緯食療國際網站。如英文程度可以，任何人都可以免費提問題。https://groups.io/g/FlaxSeedOil2/messages?page=1322&before=142148496800 0000000&subsort=1&index=121644

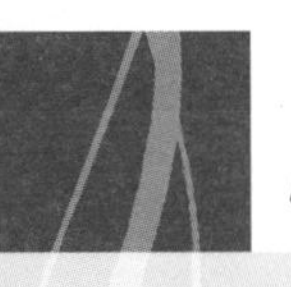

膀胱癌治癒見證

國外網上有一個布緯食療的支持小組，一些服用食療的癌症患者把自己的經驗放在網上。以下是其中之一。

「我叫佐治，71 歲，住在美國麻省，2004 年 1 月，我被斷症有膀胱癌，尿中經常帶血，在膀胱底部靠尿道處有一個腫瘤。醫生把腫瘤切除了，讓我去做 AMAS，通過這種驗血方法，可以驗出身體殘留的癌細胞，我每個月驗一次，但驗血報告一會兒是好的，一會兒是壞的，沒有一個準。

「到了 2004 年 5 月，尿中又開始帶血，我去紐約找 Dr. Nicholas Gonzalez 進行他發明的酶療法，每天吃 187 種不同的藥片，吃得人都糊塗了，服用期間絕對戒口不吃肉，我堅持這個療法到 2004 年 11 月，治療中，我的尿還是帶血，而且越來越多，還有血塊，這個療法對我無效。我再去做檢查，發現尿道中又長出來一個李子那麼大的腫瘤，我看了很多個醫生，每個人都叫我做化療，然後把膀胱切除。

「我非常恐懼，打死我都不想把膀胱切掉，但是又逃避不了，有一天，我實在沒有辦法了，就抓來一本 Burton Goldberg

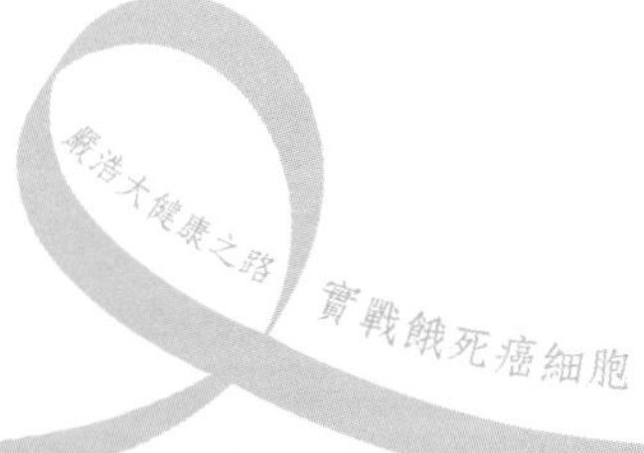

寫癌症的書，我端正坐好，把書放在大腿上，在心裏向上帝祈禱，請上帝引導我的手指翻到一篇能夠使我治好癌症、恢復健康的書頁上，然後戰戰兢兢地翻開書頁……

「第一眼就看見兩個字 Flaxseed Oil，亞麻籽油，我曾經聽過亞麻籽油，但從來沒有放在心上。

「2004 年 12 月中，我開始服用布緯食療：4 湯匙冷榨亞麻籽油、8 湯匙茅屋芝士，同時，我繼續戒口不吃任何肉食，服用有機素食，喝紅蘿蔔、芹菜加蘋果汁，我安裝一組食水過濾器，喝很多綠茶，每三星期吃一次白魚（肉是白色的），親朋戚友和教友們都經常為我祈禱。

「我自己也做冥想，在冥想中告訴自己，我一定會好起來的，同時調整我對疾病的心態，疾病是來告訴我們，我們忘了善待自己，要對自己好一點，這個領悟，來自我打開那一本癌症書的一刻，為了大步跨過這一劫，必須『Body, Mind and Spirit』，從身心、意念和精神全方面，全身每個細胞都相信這個食療是一定有效的。

「這個見證中有一個叫人遺憾的部分，就是在食療過程中，家人不斷給我壓力，讓我一定要繼續傳統治療，我被銬着手送到化療床上，從 2005 年 1 月至 4 月，三個月的痛苦化療中我堅持食療，但劑量加到每天 8-10 湯匙冷榨亞麻籽油，茅屋芝士分量沒有增加，我同時喝一杯新鮮蘋果汁，果汁中加了鮮磨的亞麻籽粉。

「在一月和四月之間，我做了一個 CT，看見腫瘤已經小了三分之二，我樂壞了，明白這是布緯食療在發功，在四月的第二個星期，我停了化療，醫生以為我腦子燒壞了。五月，我做了一個『MRI』磁力共振，看不見腫瘤，但是在膀胱以前長瘤的地方有一片黑印，有可能是良性前列腺肥大，但也有可能是隱藏的腫瘤，六月，再做了最後一個 CT，看見那個黑印也消失了。上帝保佑布緯醫生。

「以下是我服食布緯食療的經驗：8-10 湯匙冷榨亞麻籽油、16 湯匙有機茅屋芝士、15 顆藍莓、1 小杯鮮榨蘋果汁混在成品中，我喜歡成品不太稠，以 1 茶匙蜜糖攪勻。

同時服用營養補充品：400mg C_oQ_{10}，每天一粒。Wobenzym N Enzyme，每飯後 3 粒，一日 9 粒。IP6，晚間吃。多喝好水。最最重要的，是要相信自己，相信一定會重新健康起來。」

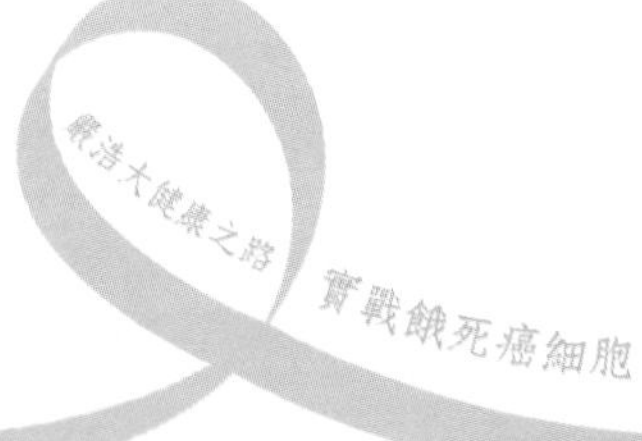

這個分享中提到的兩種營養補充品，Wobenzym N Enzyme 是酵素，它的抗癌效果，以及抗化療後輻射傷害，得到國際網站 People beating cancer 支持（https://peoplebeatingcancer.org/wobenzym-n-myeloma-therapy/）。

IP6 是植酸，它的抗癌效果，以及抗化療後輻射傷害，得到國際網站 Pub Med 支持（https://pubmed.ncbi.nlm.nih.gov/17044765/）

布緯醫生的食療法還要配合健康積極的生活態度。曬太陽能獲取維他命 D_3，要塗抹防紫外線的護膚膏，防止曬傷。要運動但不要過度，要量力而為。在陽光下放鬆有治療功效，大自然、音樂、聊天、歡笑、一本好的書、跟喜歡的人在一起，都有治療功效（參考〈癌細胞見光死〉p.232、〈太陽能是生命原動力〉p.242）。

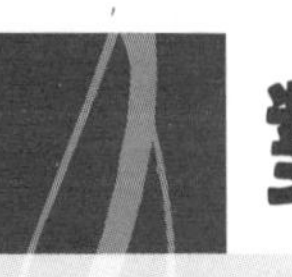

對布緯食療不耐受

讀者K已經與我通信幾年，他很年輕，因為過勞而患癌症。

幾年前他開始服用布緯食療，症狀逐漸穩定，之後，他來做生物共振測試，竟然顯示對布緯食療不耐受，即他的身體不適合布緯食療；這個結果令所有人吃驚，定下心來後我想：如果不斷吃同一樣食物，但吃的方法不對，或者分量太多，身體有可能產生不耐受反應，譬如普通的番茄，如果每天只是生吃，致使身體寒，茄紅素也無法釋出，反而會令身體產生壓力，這個現象曾出現在我身上，我有一段時間無端每天吃一個生番茄，生物共振測試顯示我對番茄不耐受，吃回用油調理過的熟番茄，再做測試就正常了，不到你不信，不過，我也改成將煮好的番茄在一天中分2、3次吃，每次分量少一些。

我與K探討吃布緯食療方法，根據布緯博士指示，在食療前20-30分鐘，必須先服用酸椰菜汁，這種食物含有豐富的酵素，可以幫助身體代謝油脂與蛋白質，如果沒有服用，布緯食療可能引起肚瀉或胃氣脹，但是K沒有服用，他另外服用

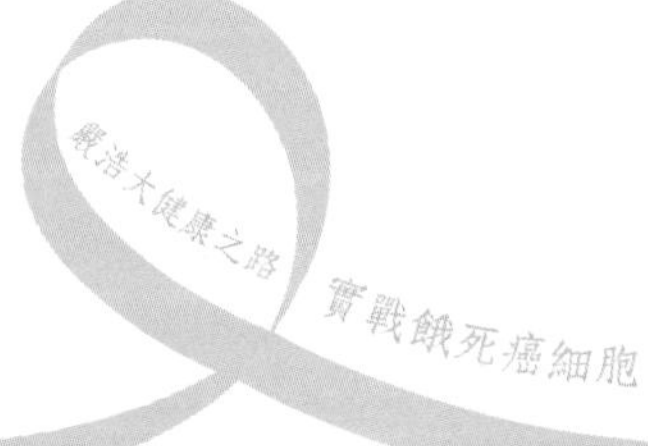

一種酵素代替酸菜汁。我請他再測試一次，之前先喝酸椰菜汁，過 30 分鐘後，先獨立測試亞麻籽油，生物共振儀器顯示身體不耐受訊號，再獨立測試芝士，身體接受，最後將兩種食物完美結合，成為布緯食療後，儀器顯示身體可以接受布緯食療。結論是服食布緯食療前，應在半小時前先服用酸椰菜汁。當亞麻籽油與特定的芝士完美結合，營養結構改變，成為一種富含 Omega-3 的可溶性脂肪酸，是改善細胞健康的高手。癌症病人本身消化能力比較低，更不可以隨便改變食療的服用守則。

在布緯食療發明的大半個世紀後，美國腫瘤專家李威廉醫生也證實了食物可治任何種類的癌症，布緯食療是針對細胞膜的脂肪酸療法，李醫生是針對切斷腫瘤的血液供應療法，共通點是兩者都是食療，以及兩者都強調不可吃紅肉和家禽。這兩個療法共用能起雙劍合璧作用，有需要的人請珍惜時間與機會。

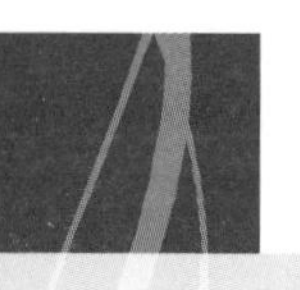

陽光加布緯戰勝癌症

每日早上 7-10 時，在樹下曬太陽兼練習動氣功，加上服用布緯食療兩個月，前後半年癌病全好！

讀者馮先生的來信：「我是用你的食物療法加上練氣功的三期癌症康復者，在此先謝過。我之前不知道有布緯食療，先吃了一段時間素食，多吃生果蔬菜，飲紅蘿蔔汁，每日早上 7-10 時在樹下曬太陽，兼練習動氣功，練到恬靜虛無、喜悅無我的境界。後來加上服用布緯食療兩個月，前後半年光景，癌病全好。我深深感受到氣功練到虛無時，有一種能量從宇宙中悠然而來，進入身體，全身細胞汲取這種能量，而且這能量是無盡無限的。」

幾年來，我接過不少用布緯食療治好癌症的經驗分享信，但這位馮先生的分享最特別，幾乎所有人都把注意力放在食療的本身，只有他放在運動、放鬆、陽光空氣、喜悅這些元素上，而且他一開始就明白在這種關鍵時刻必須放棄食肉，必須吃素的重要。

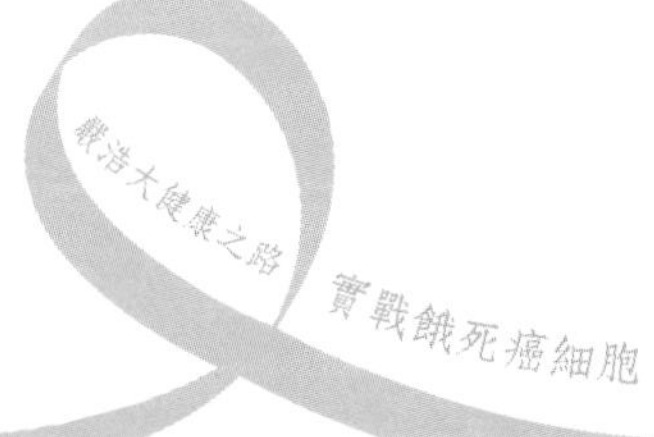

在這個基礎上，他服用布緯食療，結果癌症好了，而他本來已經是三期癌症。他的分享帶出了成功治療癌症的其中一個重點——陽光、輕鬆的運動、注意營造正面的情緒和思想，這是布緯療法的根本，也是治療大部分病的根本，在這個基礎上，再加上適合的食物和食療，當然事半功倍。

恭喜馮先生，你創造了醫療奇蹟！感謝你的分享，你為更多人帶來了希望，你是一位天使。

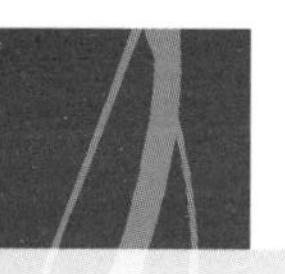

癌細胞見光死

服用布緯食療不是治癌症的唯一手段，根據布緯博士的研究，服用布緯食療的同時，必須每天曬太陽、散步、運動、聽音樂，與生活態度正面積極的朋友在一起，進一步懂得疏導情緒，讓自己生活在一個開心、沒有壓力的環境裏。

有人會以為，布緯博士大概是個苦口婆心的老太婆，所以愛說這些勸人發善心、做好事的八股。事實上，當一個人生活在以上的氛圍的時候，身體中的細胞會產生一個重要現象：吸收氧氣量增加！而癌細胞是厭氧的，細胞吸進的氧氣愈多，癌細胞死得愈快。

諾貝爾醫學獎得主溫伯格醫生的研究結果說，正常細胞需要充足的氧氣才能生存，而癌細胞正好相反，只有在氧氣不足，血中氧氣濃度太低或自由基濃度太高時，癌細胞才會分裂與蔓延。人體的各種器官都有可能患癌症，但心臟罹患癌症的機會極其低，是因為有 3 條血管供應心臟的血流，保證心臟有足夠氧分的緣故。抽煙的肺臟、未能排毒的肝臟，因為血中的氧分飽和度低，患癌症的機率會大增。

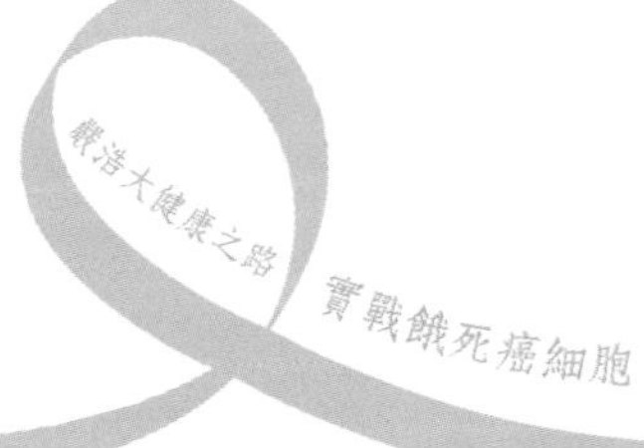

增加供氧、加速排除二氧化碳的最好的方法是呼吸！布緯博士建議的生活方式要求我們去大自然深呼吸，但最重要的，是鼓勵我們有一個積極的生活態度，比起有憂鬱症的病人，憂鬱症病人會壓抑呼吸，比起一個心柔軟、樂觀的人，即使空氣中的含氧量低，也不會有癌症的威脅。至於自由基，主要是來自不健康的飲食。

還是那句話，癌細胞見光死，這一縷光暉，是指大自然和心中的陽光。

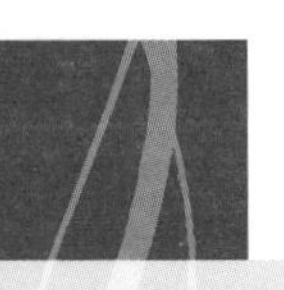

讀者創造了奇蹟

讀者江小姐的家婆十二指腸有腫瘤，且癌細胞已擴散，醫生放棄治療，說她只剩下兩星期命，但江小姐並沒有放棄。

「……我一匙一匙的慢慢餵她吃稍為稀釋的布緯食療，她竟然能吃。就這樣吃了 3 天，早上吃十穀米粥，中午跟下午 5 時前吃布緯，用 2 匙油、6 匙芝士，加 2 匙鮮磨亞麻籽。到了第 4 天，她說不痛了，可以停止吊止痛劑；到第 7 天，她已經可以起床坐到椅子上自己喝水，臉上一天比一天多了血色，簡直是紅粉緋緋。

「再過一個星期，我已經可以帶她到公園曬太陽散步，醫生和護士都說沒見過這樣的事。現在她已出院，轉到療養院做物理治療。我照顧她，只希望將來無悔。希望我家婆的經驗能給其他人一些幫助和鼓勵。」

每一位來信分享經驗的讀者，都是一位對眾人有利的天使，很感謝你。江小姐有一句話令我動容：「我照顧她，只希望將來無悔。」

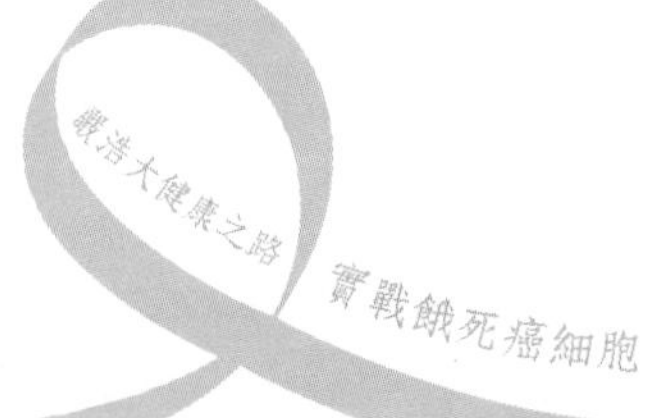

好朋友 Lulu 說：「換了是在化療的領域，如果出了一種新藥可以讓病人延長生命僅僅幾週，這種藥已被譽為是治癌症的傑出突破。」如今只是讀者手上的一個食療，都為治療癌症再次創出奇蹟，突顯一個來自民間的願望：希望有一天食療可以進入主流醫學，不但為個人和社會大大減輕醫療負擔，也讓醫學為病人做出更多的貢獻。但說白了，這是不可能的，世上靠化療吃飯的從業員比癌症病人還要多。

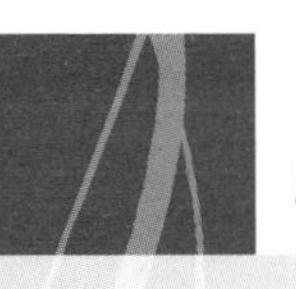

服用布緯食療必須知道

讀者來信說不願意服用布緯食療，但家人堅持，為了吃還是不吃一再吵架，讀者勉強服用布緯食療半年，發現病沒有改善，想放棄，但家人還是不同意她做手術，這時候應該怎麼辦？

「我本人於三個月前婦科檢查發現子宮生了一個腺肌瘤約 5 公分，來經期間流大量經血，曾找了三位婦科醫生檢查是否須要割除這個瘤，有兩位贊成割除它……」

從信中了解到對治療方法的分歧是從醫生們意見不統一開始，兩位醫生建議手術，一位反對，家人也反對，患者不知道怎麼做決定，在不情願下服用食療，心情更焦慮。這件事如果發生在我家，譬如我自己身上長了腫瘤，我當然堅持服用食療，反正醫生的意見都不統一，但如果我不相信而家人相信，那麼煩惱就開始了，或者我相信食療但家人不相信，也一樣是煩惱的開始。怎麼辦？

或者退一步考慮，如果除去腫瘤就消除癌症威脅，我可能會選擇手術，但在恢復期間，仍然堅持「布緯食療」及飲食方法，也改變生活方式，這兩個部分都需要家人支持。這位讀

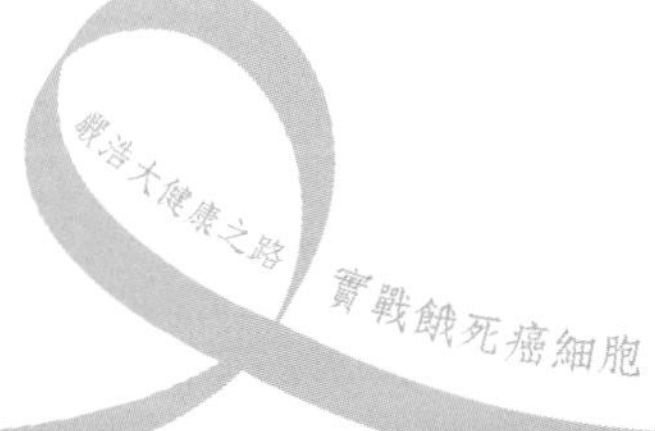

者「勉強服用布緯食療半年」，心情舒暢嗎？飲食方法改變了嗎？這些因素都很關鍵。還有，不要忽視環境帶來的癌症因素，電子時代的現代人生活在電磁波的無形健康壓力中，需要主動發現與改變，才有可能逆轉癌症，請參考本書第二章「不要忽略身邊的隱形致癌物」。

為了幫助這位讀者上路，以下是一些生活上的具體意見。

1. 對您的膳食，建議這樣調整：以素食為主的確對身體排毒有幫助，但您感到身體虛弱，可能因為蛋白質、鐵或其他微量元素攝入不夠。藜麥含豐富的蛋白質，建議每天吃。多用紅豆、黑豆、紅腰豆、鷹嘴豆等豆類加入膳食，可以煲湯，也可以用高壓鍋煮軟後加入蔬菜，容易氣漲的人請適量吃豆。如果素食的選擇太單一，的確會造成營養不均衡，但只要攝入豐富種類就可以避免這個問題。貧血的問題也可以通過食用紅棗、菠菜（不要一次食用大量）來改善。

   這裏建議的素食是我自己常吃的，供您參考：馬鈴薯糖分太高，盡量不要吃；番薯蒸或煮吃；番茄用油略炒才有效；海帶加薑煲湯或涼拌；秋葵偏寒，配合薑吃（但晚餐不要吃薑，會令陽氣無法收斂）；茄子、蓮藕、百合、蓮子、紅棗、各種豆類煲湯、各種綠色蔬菜、粟米、南瓜、紅／白蘿蔔等。基本上，我自己攝入蔬菜時包括多種類，也經常換，時令蔬菜是最好的選擇。

2. 建議您在膳食中加入每天 1 湯匙椰子油。布緯食療中的亞麻籽油是多元不飽和脂肪酸，椰子油是飽和脂肪酸，這兩種脂肪酸都是人體所必須。飽和脂肪酸更能夠提供持久的耐力，適當攝入，對細胞的自我修復非常重要。

3. 如果您打算放棄布緯食療，建議不要吃紅肉與家禽，可以吃新鮮的魚，譬如馬友、三文魚、鱈魚、比目魚，魚油的脂肪酸對健康有利。每日還是要食用 2 湯匙亞麻籽油、1 湯匙椰子油，攪拌到食物中吃。亞麻籽油不可以加熱。進食適量雞蛋。

4. 您要經常做一些運動，讓身體變得溫暖，絕不能吃寒冷的食物。平時可以用一個暖水袋令小腹保持溫暖，因為從中醫的角度來看，腫瘤的發生是因為血流不暢造成，讓腫瘤部位保持溫暖，有助血液循環。

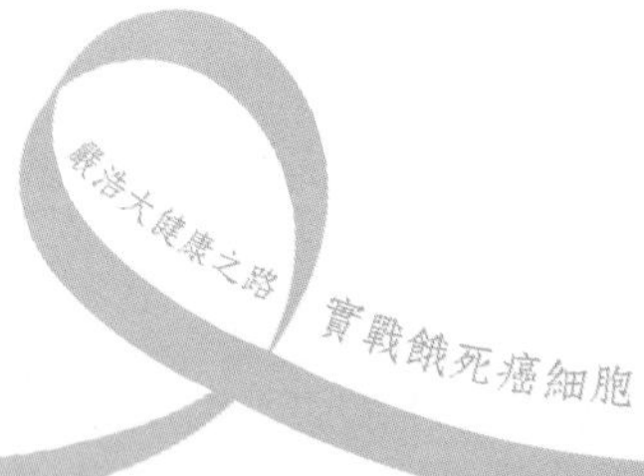

5. 補充益生菌（不是益力多），改善腸道健康，可以幫助排毒，幫助吸收食物中的養分。

主動從閱讀中增長醫學知識，健康在您自己手上，您一定要主動了解自己的病，只有您了解它，才能更好地幫助自己，在面對他人建議時，就能做出明智選擇。

再強調一下心情的重要性：如果您不能改變一件事情，那麼就從改變您的心情開始，不要煩惱，要學習放鬆，學習打開心扉，學習樂觀，學習如何快樂地生活，學習感恩。要謝謝您的家人，因為家人是真心愛惜您，是真心希望您康復。您可以好好與家人溝通，分享您遇到的困難，再調整方法，找到最適合自己康復的途徑。無論您最後採用何種方式幫助自己，我都衷心祝願您早日重獲健康！

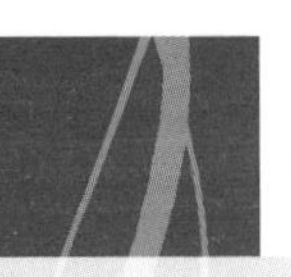

恭喜您，高人！

有人提出一個問題：前20年為長大活，後20年為事業和家庭活，再後20年為子女和孫輩活。我們一生都在奔波。人活着，到底是為了甚麼？

人生的確是在一堆責任中長大，在一堆痛苦煩惱中奔波，不過，除了任其聽天由命泡在煩惱怨恨中，我們還可以選擇從一堆責任中成長，選擇從一堆痛苦煩惱中成熟。怎樣走到這一個高點？您不需要「走」，您只需要「想」，您站在一個新的意識高度觀察自己，從這個高度，您就可以離開憂鬱與焦慮。學會觀察自己，這個學習過程，就叫「成長」，到您可以習慣性地運用「觀察」這個工具，就叫「成熟」。

在這個過程中，會逐漸發現更深刻的事實，原來我們一直生活在一個情緒主導的幻覺中，當我們命令大腦：思想不要太快，反應不要太快，您會注意到一種來自本性的平靜與安寧，這種感覺如果您忘了，到大自然呆20分鐘，感受大自然的平靜與安寧，大自然的平靜與安寧蘊藏不可思議的巨大能量，對恢復身體的自癒功能起着關鍵效應。

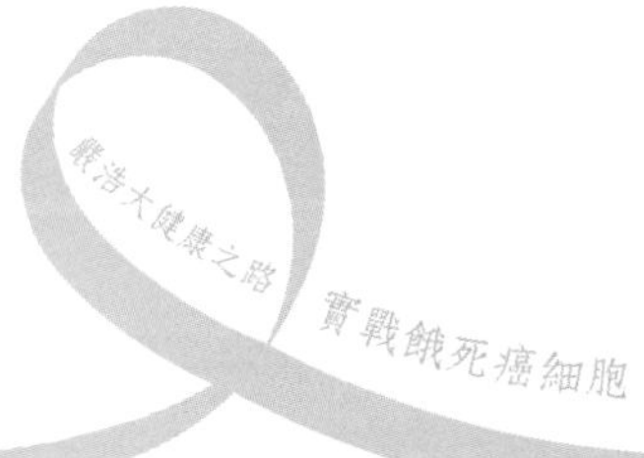

人有生命，萬物有生命，起因也來自宇宙的巨大能量。在生活中的任何時候，只要您運用「觀察」這個工具，讓眼前的一切在時間的順流中自然過去，俗語說：不要上心，您就發現平靜與安寧中已經來找您，不要去「找」平靜與安寧，只要您「不上心」，您已經與身邊事保持一個美妙距離，您留在這個距離繼續做要處理的事；這樣，平靜與安寧自然來找您，您的身體又繼續接收來自宇宙的能量，您的身體自癒機制（免疫功能系統）又繼續發動，您的健康已經一天比一天好。

當您啟動「觀察」這個工具，您已經站上了生命的高度，您是自己的高人。恭喜您，高人！

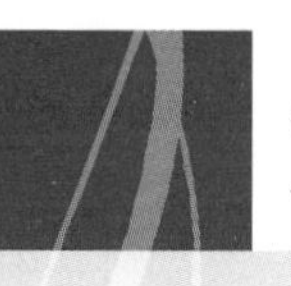

太陽能是生命原動力

癌細胞最喜歡陰暗，陰暗的環境、陰暗的心情，都是癌細胞最愛，一個人即使再懂得照顧自己的飲食與睡眠，如果將自己處在長期壓力與憂鬱中，可能一樣得癌症，所以需要有意識地將自己從憂鬱狀態推回正軌。

大家要注意常發生於秋末和冬季的「季節性情緒失調」，這時候血管因為溫度低而收縮，體溫也降低，引起憂鬱、渾身無力、疲倦等症狀。

憂鬱症者嚴重缺乏維他命 D_3，理論上，太陽含有豐富維他命 D，但必須要曝曬在波長 290nm-315nm 之間的陽光下，皮膚才能將陽光轉換成維他命 D，而且只有上午 10 時至下午 2 時之間才有適合的波長，需要身體大面積曝曬約 15 分鐘；如果曬超過 15 分鐘，陽光會反過來破壞皮下維他命。夏天時，皮膚曬 30 分鐘後所得維他命 D 的濃度，比曬 15 分鐘還少，而且有可能引起皮膚癌。健康身體血液的維他命 D 理想單位大約為 30-80ng/mL，亞健康者只靠曬太陽仍然不夠，還需要口服補充維他命 D_3。

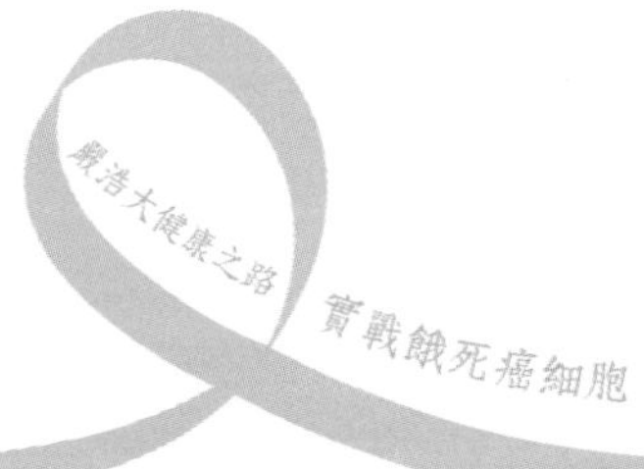

進退兩難是吧，太陽還曬嗎？要！要知道在太陽中，除了維維他命 D，還有更重要的元素——陽氣！陽氣是生命的能量，能量是生命的原動力，沒有能量就病、就亡。隨着年齡增長，能量逐漸弱化，無法維護臟腑功能，這個症狀是「老」。我們可以通過主動改變生活方式，達到年紀大但不老，就是減慢老化的過程，恢復已經損壞的全身組織，這些絕對不是虛話。以下是我推薦的方法：

1. 曬背。這是中醫傳統的養生方式，人體後背有三大經脈，是人體陽氣匯聚的大樞紐，曬背可以調理臟腑氣血，有溫陽散寒、疏通經絡、祛除體內宿寒淤堵等療效。只要有時間、有太陽，溫度適合，就到公園曬背，夏天 5-10 分鐘，冬天 15 分鐘。然後，穿上衣服繼續曬背！衣服薄一些，陽光中的熱能仍然穿透衣服滲入臟腑。根據研究數據，癌細胞在人體溫度降至 35℃最活躍，當達到 39.6℃以上，癌細胞無法生存。所以，太陽配合運動對健康幫助很大。夏天在戶外活動，如果沒有必要，請盡可能待在陰涼處，而且在身體見光的部位塗上防曬膏，在強烈陽光下，即使有雲或在樹蔭下，仍然無法阻擋紫外線，最好戴上太陽眼鏡保護。

2. 補充維他命 D_3、魚肝油。

3. 進食多油脂的魚類，譬如三文魚、馬友魚，還有蛋黃、各種菇類。非癌症患者可吃肝臟，譬如鵝肝、豬肝，都是維他命 D 的來源。

4. 作息與睡眠。晚睡是反基因行為，對身體沒有好處，如果希望改變，要從早起開始，醒得晚，睡得也晚。每天運動，運動令身體疲倦，自然就能睡着。運動改善血液循環，幫助身體的自律神經回復正常，簡單來説就是幫助生物鐘回復正常。睡前一小時不要刷手機，不要用電子產品，防止電磁輻射要關上 Wi-Fi，手機不要放在枕邊。如果身體有胃病，幾乎一定影響睡眠質量，請及時找一位好中醫調理。

第五章

要健康，平日這樣吃

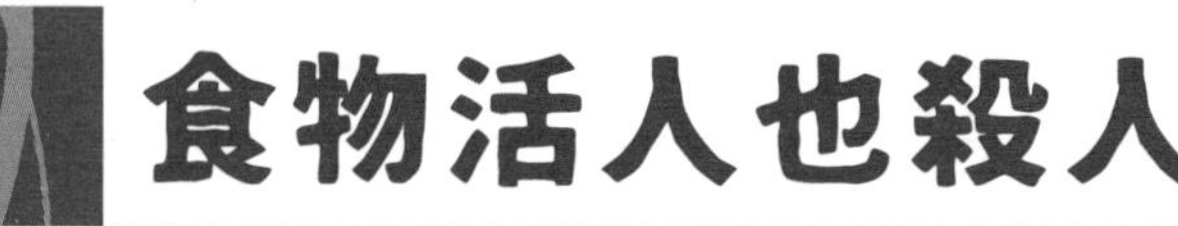

食物活人也殺人

癌症細胞搶肉吃，癌症細胞還搶吃一切酸性食物，包括白麵粉、白米、汽水、薯條、一切煎炸食物、垃圾食品、食品添加劑等。

健康的身體從逐漸增加健康食品和飲料、戒除有害食品為開始，改變飲食的組成看似對一個人無足輕重，但其實是有極大影響力，它可以毀掉一個人，也可以治癒一個人。

大半個世紀以來，布緯食療方案為各種癌症病人提供了一個恢復健康平台，很多研究也證明布緯醫生推薦的生活方式，譬如健康飲食、水果糊（把水果用攪拌機打爛，其中的膳食纖維防止血糖飆升，純水果汁糖分太高，不要喝），日照和心身放鬆⋯⋯加起來的療效，有明顯的抗癌功效。

在文檔中，有很多成員的見證，他們當中很多人被診斷為癌症，甚至是不可治癒癌症，但在遵循了這種食療方案後恢復健康。

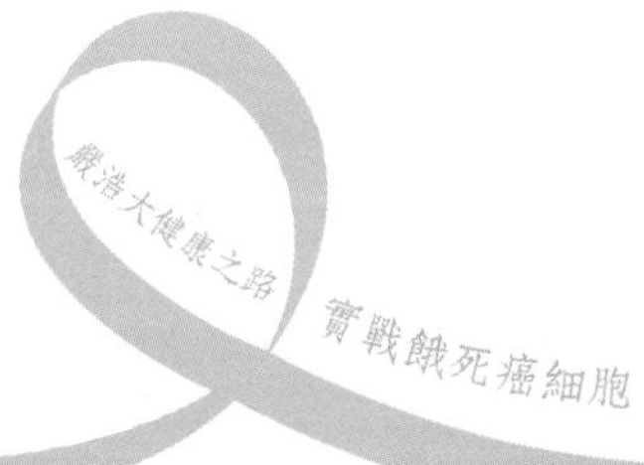

布緯醫生說：「不要吃剩菜。食物應該做好了之後趁新鮮馬上吃，一般最好在 15-20 分鐘內，才能得到其中強身健體的電子和酶。

「一天至少三次飲用溫熱飲品，譬如綠茶或其他草本茶，寫一本食物日記，防止緊張和焦慮情緒，花點兒時間放鬆享受每一天，聽聽美好的音樂，笑一笑，做個深呼吸，享受大自然，和喜歡的人在一起。」布緯醫生提到了生活緊張和壓力破壞性的後果。

喝咖啡要有限制，未必最適合。

維他命 E 很重要

專家說，飲食中維他命 E 減緩腫瘤生長，強調的是「飲食中的維他命 E」。

飲食中的維他命 E，如果過量可以排出體外，但如果來自維他命丸，則可以致命。美國人是牛排文化，美國在 1988 年至 1991 年，以及 1994 年兩次全國健康調查，得知多數美國人的飲食中維他命 E 不足夠，為了健康每天至少需要 400 IU（每天至少 400 國際單位）維他命 E。2005 年 1 月的《內科醫學維誌》（*Annals Internal Medicine*）卻刊登一篇由美國、西班牙及英國學者所發表有關高單位維他命 E（每天至少 400 國際單位）可能增加死亡率的論文。又說，1 小顆 400 毫克維他命 E，每天吃 1 顆，會提高 7% 罹患肺癌的機率，連續服用 10 年，機率提高到 28%。

本書介紹的山茶油及初榨橄欖油，都含有豐富維他命 E，加上納豆、堅果、十穀米、魚、綠色葉蔬菜、水果列入每天食物，應該已經足夠了。

天然維他命 E 能溶解心腦血管的血栓，改善女性荷爾蒙失調，加強細胞功能，淡化臉上褐斑。

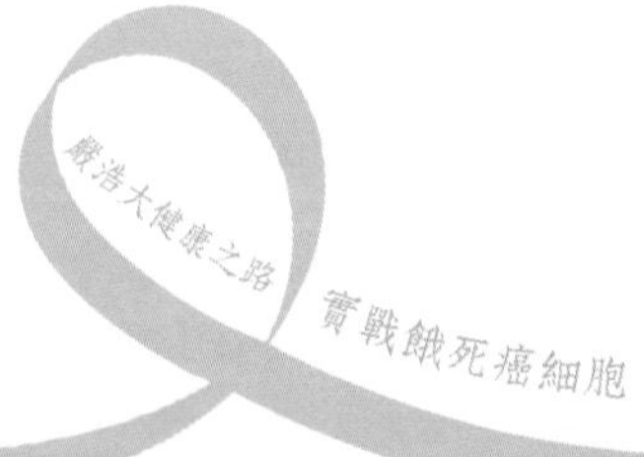

抗癌添蛋白質又減脂肪的食物

素食為主的需要注意補充植物性蛋白質，不是只有肉類才含有豐富蛋白質。

1. 堅果類

每 100 克肉類，包括牛肉、羊肉、豬肉、雞肉，大概含 20-30 克蛋白質。比較每 100 克堅果類，南瓜子含有 36 克、杏仁（美國桃仁）21 克、開心果 20 克、腰果 18 克、核桃 15 克、夏威夷果仁 9 克。

少吃、或者不要吃花生，花生是很常見的過敏原，也免得誤食致命的黃麴毒素。

2. 蔬菜類

美國腫瘤專家李威廉醫生建議的食物大部分都是蔬菜，可能會寒涼，記得要適量放薑、胡椒，最好是白胡椒，白胡椒的味道比黑胡椒更辛辣；因此散寒、健胃的功效更強，藥用價值也就更高些。

記得再好的食物也只可以常吃，不可以多吃。

3. 海參

包括在李醫生推薦食物中，一個星期中與魚交替吃，這樣比起從前只能吃純素好得多了。根據百度資料指出，癌症病人可以吃海參：「癌症病人可以吃海參。海參性溫入心、肝、腎、肺經，具有補腎益精、壯陽療痿、潤燥通便的作用，癌症患者很多都會有不同程度的腎虛精力不足、便秘的徵狀，可將海參作為滋補食療之品。海參提高人體免疫力，具有抗癌殺菌的作用，對惡性腫瘤的生長、轉移具有顯著遏制作用……

海參能提高免疫力的事實在現實生活中已被證實，能防癌抗癌在現實生活中也是有例可查。海參的精氨酸含量最高，對機體損傷後的修復有顯著效果，幫助手術後的病人快速恢復健康。海參富含膠原蛋白，對於維持血壓，減輕組織水腫的效果很好。」

4. 魚類

可以吃蒸魚，不要吃煎魚。

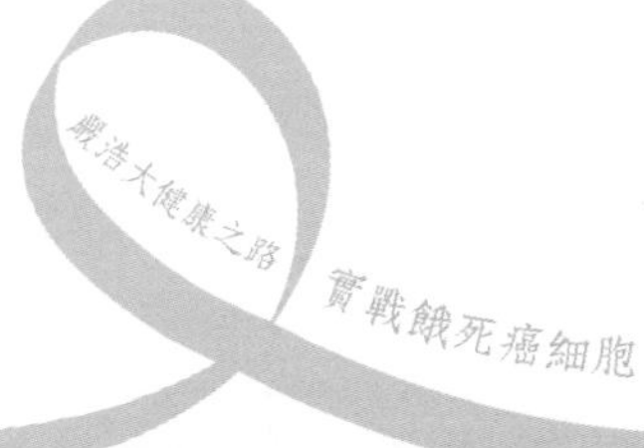

5. 澱粉類

不可以吃白飯、白麵；要吃粗糧、藜麥飯、雜豆飯、小米等。(參考〈不要把我妖魔化〉p.254)

6. 漿果類

兩頓飯期間以漿果（譬如藍莓、草莓）用攪拌機攪爛喝掉。

7. 桑葉茶

飯後喝桑葉茶，如果按照李醫生的專業意見，再同時加一種其他綠茶的茶包，譬如香片，效果會更好。如果喝茶覺得頭暈，試試加 10 顆枸杞子，或者加一點薑。以上的吃法，適合糖尿病人與減肥。

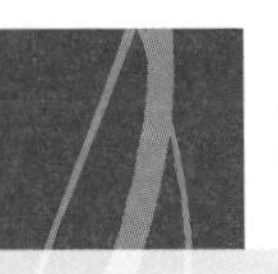

好吃的海參做法

以下提供兩款海參的做法，兩個都很好吃。

首先，介紹一下乾海參的泡發方法，緊記容器不能油膩，否則海參在浸泡中容易變質腐爛。海參浸泡的時間因大小和品種略有差異，一般需要大約 8-24 小時，當海參變得柔軟，用手指捏時有彈性，不覺得硬便泡好了。

1. 煮滾一鍋水，放入海參，熄火，待海參燜在鍋中。
2. 待水涼後，取出海參，剪開其腹部，清除內臟和筋膜，洗乾淨。
3. 隔水，用中火蒸 30 分鐘，至此海參已基本上發好，可放在雪櫃冷凍保存。
4. 食用時取出解凍，按自己口味烹調即可。因為質量問題，不建議用超市已泡發好的。

海參小米粥：

1. 將已泡發好的海參，1 條或數條（若是較小的海參，可以每人每天吃 1 條；如海參較大，可以每人每天吃半條，早餐食用最好），海參切段，備用。

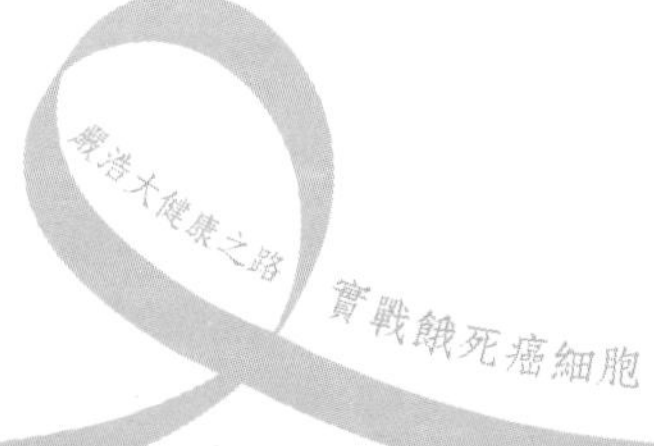

2. 小米先泡一個晚上，小米本身是種子，種子浸泡後營養會被活化，有利幫助吸收。第二天煮小米粥時把水換掉，粥的濃稠度可按個人的喜好調節。

3. 將海參、薑絲與小米同煮。

4. 小米粥用電飯煲煮很簡單，如果用明火煮，可以先用中火讓小米保持翻滾狀態，約 10-15 分鐘，當粥逐漸變得濃稠，改用小火再煮 5 分鐘，熄火，蓋上鍋蓋再焗一會。吃前撒上適量鹽。

黃精杞子燒海參：

材料：海參 1 條或數條（切段）、黃精 30 克（藥店有售）、枸杞子 30 克，葱（可多放一點）、薑和蒜。

做法：

1. 枸杞子用溫水浸泡 30 分鐘，撈出後與黃精備用。

2. 大火爆葱及蒜頭炒出香氣，再放入海參段，不斷翻炒，加少許米酒炒勻，加入水 250 毫升，放入黃精、枸杞及適量薑片，改用小火燜 40 分鐘，待海參酥爛，灑入鹽、香醋拌勻。不用黃精也可以。

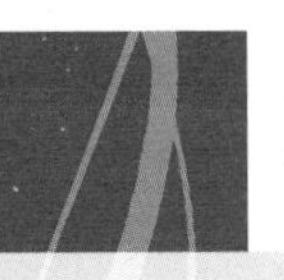

不要把我妖魔化

近年來，澱粉類食物，特別是源自米和麥的主糧，被一再誤會，減肥的人反對吃米麵，一些關注健康人士也反對米麵。

我留意他們的飲食，發現這些觀點都偏離一個事實——米和麥的產品有兩種，一種是精緻澱粉，譬如白米、白麵粉、吐司（白麵包）、麵條、披薩（薄餅）等；另一種是全穀食物，包括糙米、全麥、燕麥、粟米、蕎麥、黑米等。

必須避開的是精緻澱粉類食物，身體需要的是全穀類食物，我一直都在分享全穀食物的重要。近年來，中文網站以及國際網站都持續刷新研究報道，證實全穀食物甚至可以防癌、治癌，由於內容沒有太多出入，這裏只引用部分網站的名字，證實全穀食物的療效。

1. 美國政府官方網站 PMC PubMed：證實全穀食物可以改善包括乳癌以內的各種癌症。

2. 哈佛大學研究數據證實：
   全穀物飲食可以降低罹患肝癌風險 22%，降低慢性肝病死亡率 56%。

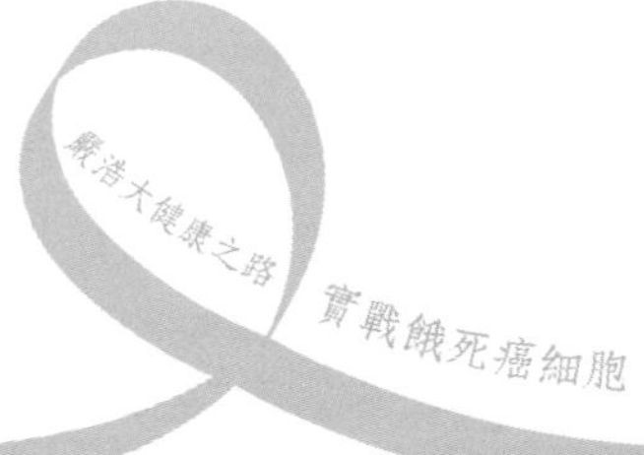

每日吃纖維食物，包括蔬菜、水果等，降低罹患肝癌風險 31%，降低慢性肝病死亡率 63%。

每日吃全穀食物，降低罹患腸癌風險 17%。吃的分量沒有特別多，三餐每頓吃大概小半碗全穀飯或麵就可以（意大利麵一般是全穀）。也可以選擇 1 小碗麥片、1 片全麥麵包、1 小碗全麥麵，一天加起來有 90 克就夠了。不可以吃即食麥片。

3. 亞洲癌症研究中心（Asian Fund for Cancer Research）：全穀物的營養成分支持整體健康和預防癌症，尤其預防乳癌和結腸直腸癌。

4. 德州大學醫學院（The University of Texas. MD Anderson Cancer Center）、美國國家癌症研究中心（The National Foundation for Cancer Research）、英國癌症研究所（Cancer Research UK）。

另外，如果消化功能不太好，經常有胃氣、有腹脹，應該避免麥類食物，全穀麥也不可以，小麥、黑麥和大麥中的麩質蛋白會導致消化問題和胃氣脹，尤其是乳糜瀉（Coeliac disease）患者。其中，燕麥做的麥片，對消化系統負擔較少，不過也請適可而止。對南方人而言，米是比較安全的選擇；但一個來自南方的漢族朋友竟然對米敏感，一輩子只能夠吃麥製品。請觀察自己身體對食物的反應。

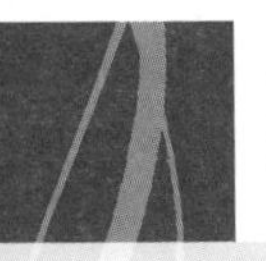

糙米飯、十穀米

我老婆做的糙米飯很好吃。做糙米飯，先把米泡一個晚上，然後放入電飯煲，用熱開水煮，這樣的飯煮出來就比較軟。

老婆還有一個秘訣。香港的廣東白粥特別濃稠，米都化了，還帶甜味。這是在淘米以後，加入適量油和鹽，這樣米就化了。她把泡了一個晚上的糙米，在煮以前，也混入一小撮鹽和一些油，大概各 1 茶匙吧。鹽可以帶出米和麥的甜味，如果在煮麥片時放一點鹽，麥片也會帶甜。糙米經過泡水以後，氨基酸是白米的 11 倍。煮糙米要多放一點水，譬如說 2 杯米，就放 2.5-3 杯水。

煮十穀米也是這個原理。老婆把十穀米 2 杯泡一個晚上，放入電飯煲，混入鹽和油各 1 茶匙，再加熱水 3 杯煮成乾飯。十穀米是：糙米、黑糯米、小米、小麥、蕎麥、芡實、燕麥、蓮子、麥皮、紅薏仁。每樣材料同等分量加起來作 1 杯。十穀米材料在街市雜貨店可以買到。

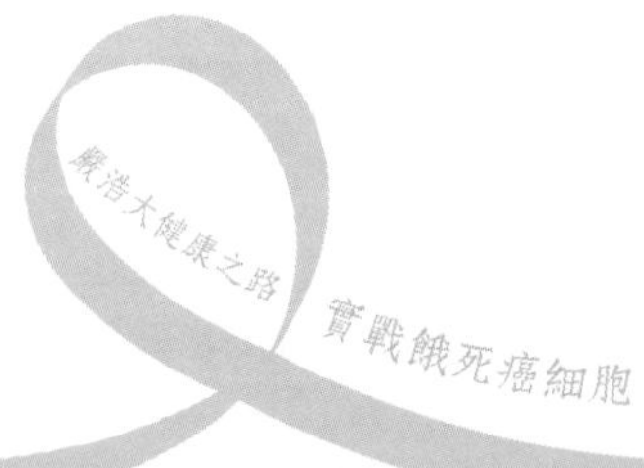

十穀米的功效：降血壓、降膽固醇、清除血栓、舒緩神經，對便秘、高血壓、皮膚病、闌尾炎、失眠、口角炎，效果不於醫藥。最重要的是沒有副作用，可預防血管硬化、腦中風、痛風、心肌梗塞、癌症等。

有朋友吃十穀米，把濕疹治好了。十穀米也可以做粥。把十穀米當正常飯吃，白米、白麵不吃最好，製成精白米、白麵的過程中，大量的營養素隨米糠、麥麩被棄掉，尤以維他命B雜損失最多。如果只吃精白米、白麵，食物中沒有粗糧，有可能發生維他命 B_1 缺乏症。

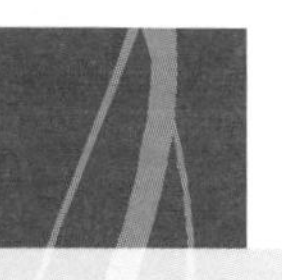

十穀米加強版

讀者說十穀米不容易買齊，是有點難。糙米和小米在超市有賣，紅薏仁買不到可以改用薏米，不夠十樣，八樣也可以。

老婆隨意的買齊了十穀米，回家已經是下午，她拿了一個大碗，每一樣穀米隨意地抓一小把放在碗裏，用水沖一下，然後用水浸泡起來，水蓋過材料。

我們找了一部電影看。兩個小時後，她把泡好的穀米去水，放在電飯煲裏，隨意加進熱開水，好像正常做飯一樣的分量，在這個基礎上再多一點。我問她加了油和鹽沒有，她懶洋洋的說，忘了。忘了就算了。電飯煲發出信號，飯熟了。飯已經很鬆軟。原來不一定要把穀米泡過夜，關鍵是要用熱水煮飯。

飯做了很多。老婆把飯裝在一個玻璃保鮮盒裏，存在雪櫃。「明天早上攪拌了，做糊糊。」她說。這是我們從 BBC 的健康節目學來的，食物打成糊糊（糊仔）以後，更容易被身體消化，而且因為留在胃裏的時間比固體食物長，所以更耐飽。

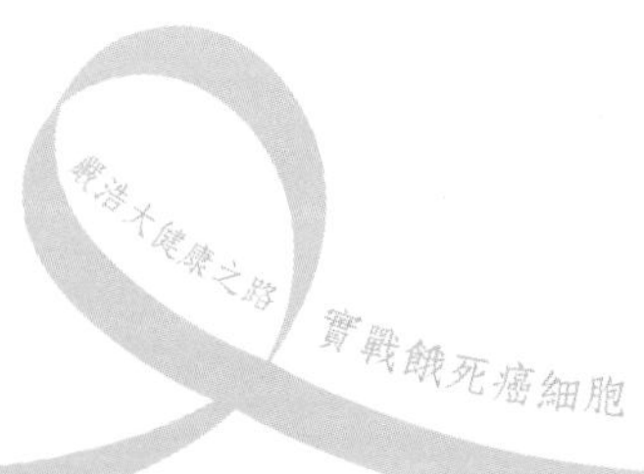

第二天，她把飯從雪櫃拿出來，以 1 碗飯、半碗水的比例倒進攪拌機，然後加入油拌熟番茄、一小撮薑蓉，一同打成糊糊，之後加熱，再放進 1 湯匙熟芝麻、1 湯匙山茶油或初榨橄欖油，拌一拌，口感比吃飯好。

十穀米到底是粗糧，平日吃慣了細糧，要想個辦法騙這個刁嘴，這樣的配搭，從營養價值和身體吸收方面考慮，處處都照顧到了。

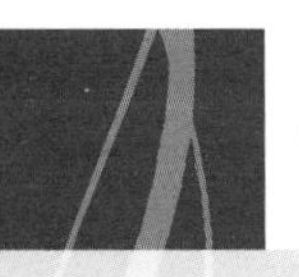

化療後吃甚麼？

有讀者問，癌症化療後應該吃甚麼？可以考慮十穀米。十穀米延年益壽，男女老幼皆宜。如果有癌症，要在短期內攝取最大量維他命 B_{17}，十穀米是必需的。不想腦中風，也必須吃十穀米。

癌症不是一日形成的，網上傳來劉先生的真實案例。他看起來才 40 歲，患了腸癌，回憶從前 20 年來「雖然滴酒不沾，卻超愛吃宵夜，而且偏愛炭烤的東西。每餐沒有海鮮便吃不下，經常半夜吃飽了倒頭便睡。這樣的日子過了 17、18 年。」

他開始找資料，發現一個我們早就討論過的事實，他的食物結構與起居習慣令身體變成了酸性。癌症爆發的那天好像電影畫面，夏天的一個半夜，劉先生如往常一樣上夜班，肚子突然劇痛，排出大量鮮血，醫生診斷：「直腸癌末期併肝轉移。」化療後，他開始吃十穀米，兩星期後體力好轉，他說了句很重要的話：「其實到現在還沒有康復，只是學會與癌共存，用最適當的飲食，讓身體保持最佳狀況。」他太太陪他吃十穀米，臉上的遺傳性黑斑也消失。

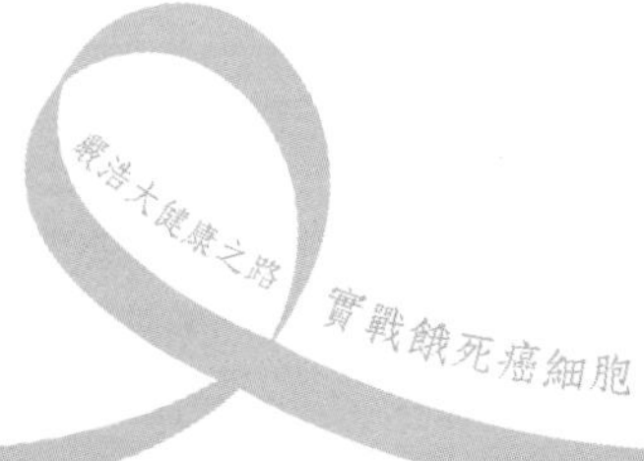

材料：糙米、黑糯米、小米、小麥、蕎麥、芡實、燕麥、蓮子、麥皮、紅薏仁。

做法（1）：每樣材料同等分量加起來 1 杯，加水 7 杯，放入真空煲（燜燒鍋）內鍋燒開，水開後再煮 15 分鐘，放入內鍋加蓋，翌日早晨上班前即可食用，可多煮一點放雪櫃。

做法（2）：將十穀米 3 杯泡水 4 小時，放入電飯煲，加水 5 杯煮成乾飯，可以放入雪櫃，翌日早上酌量取出加水變成粥。

吃甚麼配合布緯抗癌？

正進行布緯食療的癌症患者，需要嚴格遵守一些飲食原則，配合布緯食療抗癌。

讀者 W.Y.：「我丈夫今年 44 歲，很不幸於上月確診患上胰臟癌，又不能做手術，我們最後決定放棄西醫治療，改為看中醫，及加上『布緯食療』，但有關戒口方面有些不明白，想請問我們吃低脂奶麥皮作早餐可以嗎？蛋及豆腐可以吃嗎？因對素食及食材缺乏知識。」

回覆：低脂奶麥皮是可以的。飲食方面，請參考第三章「教你餓死癌細胞」。其他要點請參考下面的內容。

以下的飲食要求，適合所有服用布緯食療的患癌者。

1. 在服用布緯食療治癌症時，不可以吃任何肉類和動物油、人造奶油（margarine）、沙律油（salad oil）、牛油（即黃油 butter）。
2. 不可喝從超市買回現成的所謂「鮮果汁」，也不要喝果汁，要吃「水果糊」（參考本章〈食物活人也殺人〉p.246），不可用高速攪拌機，要慢轉速製成。

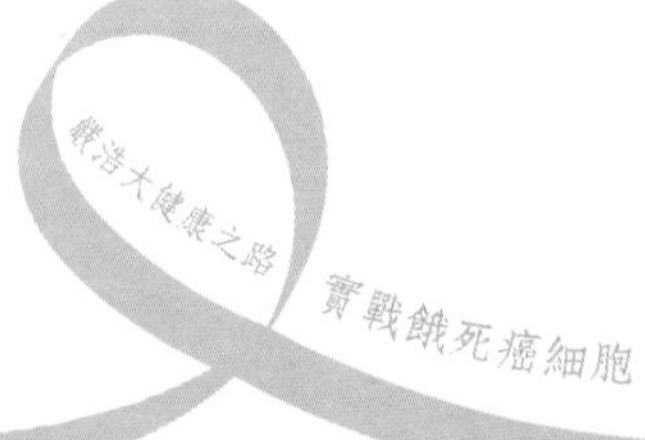

3. 不可吃黃豆類製品，包括豆腐、豆漿及豆芽等。納豆可以。

4. 可以適量吃一些魚、海參。絕對不可以吃加工肉食，譬如香腸、臘腸、火腿、臘肉。不可以吃任何罐頭、垃圾食品。雞蛋最好偶然吃，蛋黃要全熟，半生熟蛋可能有細菌。

5. 不可以吃任何在糕餅店的糕點，大部分糕點的糖和油都有問題。

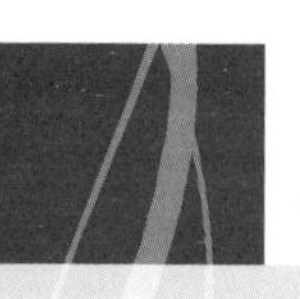

頭髮重新變濃變黑

我們的肌肉需要蛋白質，由於癌症患者不可以吃肉，一定要每天堅持補充植物蛋白質，以防肌肉流失。

鷹嘴豆、扁豆、藜麥等含有非常豐富的植物蛋白質，基本上豆類都含有豐富蛋白質，絕對不比肉類少，豆類也含有豐富的維他命B雜，經常口腔潰瘍的人，用各種豆類煮水喝會有幫助，要常喝。

豆是好東西，古話有云：「每天吃豆三錢，何須服藥連年。」經常吃豆，頭髮會重新變濃、變黑。豆類含有豐富的蛋白質，非常適合素食者，以及想節食瘦身，甚至癌症患者。化療後很適合吃豆（除了黃豆）以補充蛋白質。吃後如果肚子氣漲，就不要吃或者少吃。

雜豆湯很好吃，將一把豆煮爛，喝湯吃豆，非常鮮美。甚麼豆都可以放在一起煮，品種愈多愈好。豆中以鷹嘴豆、黑豆、紅豆、豌豆為主，如果能找到臭豆最好，其實香港街道兩旁種了大量臭豆樹，但識貨的人很少。

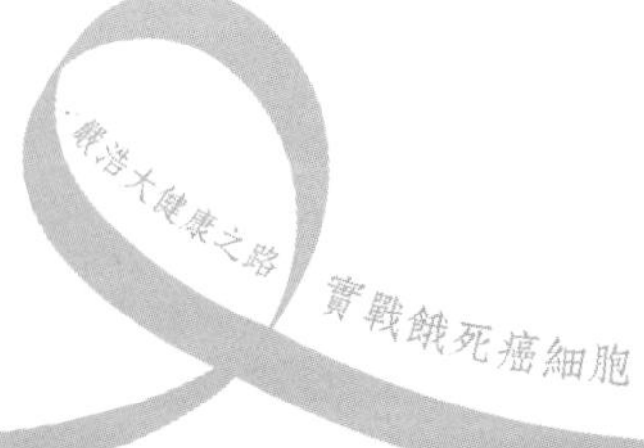

找到後，把所有的豆混在一起就成了雜豆，用真空袋保存，不要一次買太多，豆類保存不良，容易產生黃麴毒素，一旦吃進肚就容易傷肝，切記。

不過，患腎病者、尿酸高者都不可以大量吃豆；消化不良者也應少吃，避免脹氣。

雜豆湯做法：雜豆 1 杯半（375 毫升）、洋蔥 1 大個（切粒）、蒜頭 3 瓣（切蓉）、紅蘿蔔 1-2 條、紅番薯 100 克、南瓜 100 克、西芹 2 條（切粒）、薑 1 塊、乾百里香（thyme）1 茶匙。

做法：

1. 先把雜豆沖洗乾淨，泡一個晚上。
2. 所有材料放入大鍋，用中大火煮滾，轉小火煮約 2 小時。不時攪拌，以免黏底。

另一個做法：

1. 將泡了一個晚上的雜豆連水放在真空煲，用中大火煮滾。
2. 蔬菜切粒備用。
3. 用椰子油爆香洋蔥、蒜蓉，加入其他蔬菜炒至半熟，放入真空煲燜至晚上就可以吃了。

要活命，只能改變性格

很多病，包括癌症，都是從性格開始滋生，這是東子師傅積累無數臨床經驗以後的結論。

典型的例子中，一位是他的姐夫，一位是我身邊的朋友，暫時叫她瑪莉。東子的姐夫性格暴烈，每天都在打人、罵人中度過，家人朋友對他畏如猛獸。一日，他被醫院驗出患了腸癌，只剩下兩個月的命，並且放棄治療。平時兇蠻的這個姐夫，到了這一刻還能打誰罵誰？就在等死的時候，東子勸他：「要活命，只能改變性格。一次脾氣也不能發。」

同時，東子為他做經脈治療。他的姐夫這時候等於被槍指住腦門，性命相逼之下頓時悟了，果然改變性格。所謂改變性格，是對待事物的態度產生了變化。東子師傅說：「思想的境界提高了，內臟也在起變化，受用的還是自己。」如今過了2年，東子的姐夫還活得好好的，而且由於兩年來一次脾氣也不再發，他不但救活了自己，也挽救了本來快要崩潰的婚姻與家庭。

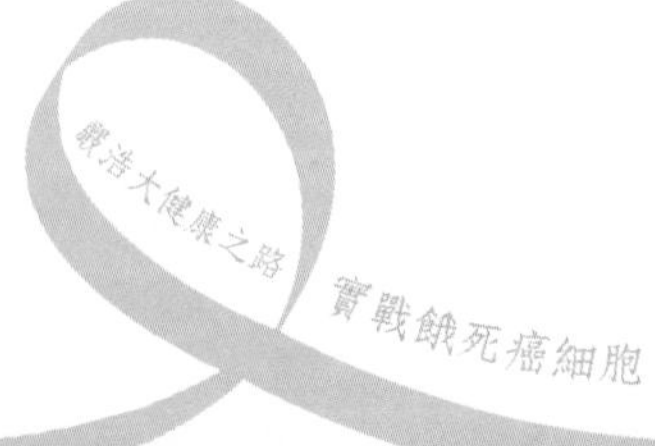

瑪莉得了乳癌，東子師傅給她說一樣的話：「治療只能幫一半，另一半掌握在患者自己手中。」瑪莉性格執著，她要學的功課是放下。但瑪莉不如東子的姐夫悟的快，她的習氣把她的性格來回牽扯，新的自己與舊的自己反覆掙扎。半年過去，終於有了跨越，病情明顯開始好轉，性格柔軟了，連經絡也隨之柔軟，她從前不能盤腿坐，如今突然發現可以雙盤。

以上兩個病例不是神蹟，而是病人參與挽救自己的成功事例。

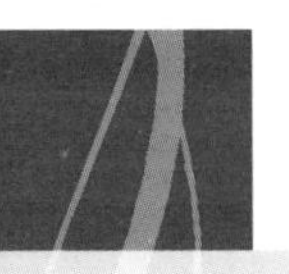

自己做酸椰菜汁

酸椰菜汁（sauerkraut juice）是布緯食療的重要組成部分。

酸椰菜汁五大好處：

1. 椰菜具抗癌作用；
2. 發酵後的椰菜可以幫助消化，所以泡椰菜汁可以加強布緯食療的消化和吸收；
3. 幫助奶類食品消化，尤其對有乳糖敏感的人士，非常有幫助；
4. 對於腸胃敏感的人，發酵後的椰菜可以改善敏感；
5. 發酵後的椰菜含豐富乳酸菌，有助減肥。

材料：椰菜或紫椰菜 1 個（約 600 克）、新鮮菠蘿汁或新鮮蘋果汁大半碗、海鹽約 8 克（約 2 茶匙），闊口玻璃瓶 1 個（用熱水消毒）。

以下是基本做法：

1. 椰菜洗淨，切細絲，放進乾淨的大碗，如喜歡可加入一些紅蘿蔔絲。
2. 在椰菜絲加入鹽，並用手充分地將鹽和椰菜絲混合均勻，這個過程可以用揉捏的動作，幫助鹽分充分進入椰菜，以

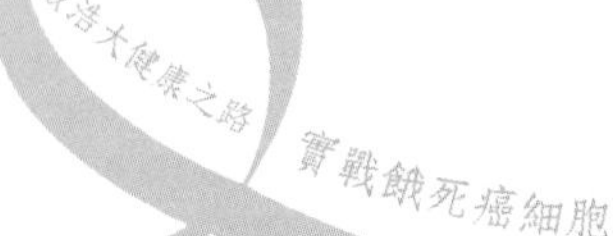

釋放更多水分。然後在椰菜絲壓上一塊重物，可以是乾淨盛有水的大碗，等待約半小時，讓椰菜絲充分地釋放水分。

接下來有兩個不同的做法：

做法一

3. 準備乾淨的玻璃樽，將步驟二的椰菜絲連同釋放的水分，全部裝入玻璃容器，大約五至七成滿即可，並用力向下擠壓椰菜絲，目的讓自然釋放的水分能夠蓋過椰菜絲。
4. 選取一個重物，可考慮用乾淨的玻璃杯或陶瓷物件。德國人傳統上會用一塊乾淨布壓實椰菜絲，再在布上壓一塊或幾塊石頭，他們還有一種專門用作壓實椰菜的工具，我們沒有的話，大家可以靈活運用手邊的器具，目的都是——讓椰菜充分浸泡在水中不會浮出水面，一旦浮上水面，和空氣接觸的椰菜容易出現霉變，必須避免。
5. 接下來是等待椰菜完成發酵的過程。在德國，他們製作酸椰菜的容器與四川人傳統用來做泡菜的陶罐子很相似，是在罐口倒扣一個像碗的蓋子，陶罐子有一圈向外展開的邊縫，尤如小小的水槽以托住蓋子，也通過水槽注入清水來達到密封的效果。這樣的密封辦法非常聰明，當罐子內的氣體在發酵過程中膨脹，倒扣的蓋子會被托起些，而罐子內部的空氣也因此被釋放出來。如果使用一般玻璃罐，建議每天把蓋子打開兩次透氣；如使用有膠圈和金屬扣的玻璃罐，每天拉一拉膠圈可達到排氣目的；又或購買一款專門用來發酵食物的玻璃瓶，蓋子上有讓氣體單向流動的氣閥，省卻麻煩。

做法二

3. 將步驟二的椰菜絲連同釋放的水分，全部放入乾淨的玻璃容器，大約至八成滿，接下來加入乾淨的淡鹽水，或加入新鮮壓榨的蘋果汁、菠蘿汁，令風味有所變化；如不用果汁，只用淡鹽水，做出來的就是原始風味。將煮過的室溫水加至滿，加蓋（參考上文不同的容器）。在發酵過程中會有液體滲出，請將容器放在托盆上。

無論使用以上那種做法，可隨意加入香葉及茴香等個人喜歡的風味。

將容器放在陰涼地方發酵最少 7 天，冬季可以發酵 14 天，時間愈長，酸味愈濃。隨後分裝在小容器，轉放雪櫃保存，儲存時間 3-6 個月。提取酸椰菜時，必須使用乾淨、無水及無油的器具，以免酸椰菜變質。

按照布緯食療指示：取半碗酸椰菜，用攪拌棒（或攪拌機）攪拌成汁液，如果從雪櫃拿出來太冷，可加少量溫水一同攪拌，千萬不可用滾燙的水，會損害酸椰菜中豐富的活性乳酸菌。此外，酸椰菜也可作為平日的配菜佐膳。

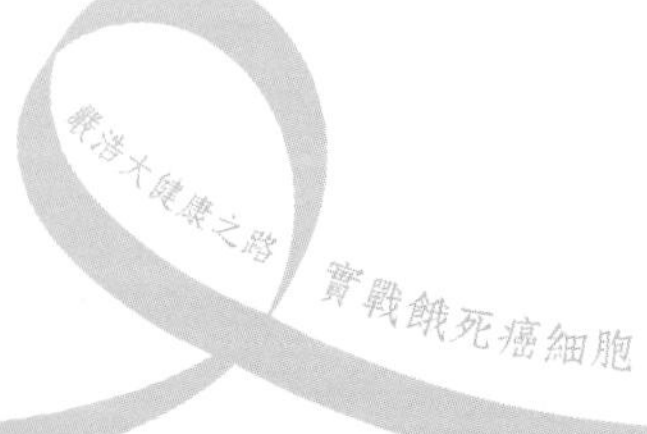

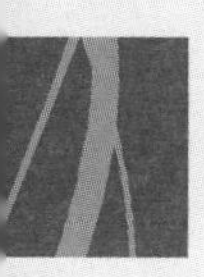

鳴謝

非常感謝編輯簡詠怡姐姐，為了重新編輯這本書，她花了不知道多少心血。

非常感謝羅美齡姐姐，她的裝幀設計，洋溢着她的心裏美。

非常感謝楊詠雯姐姐，她的排版，呈現出一個時尚的空間。

非常感謝三聯書店（香港）有限公司總經理、萬里機構出版有限公司總經理葉佩珠女士，感謝她認同我的工作，才有這本書。

非常感謝聯合出版（集團）有限公司副總裁、萬里機構出版有限公司董事長李家駒先生，感謝他把一匹老驥牽去伏櫪，成就了這本書。

非常感謝萬里機構，我們攜手並肩超過十年，還是在萬里長城的起步台階上，前程萬里！

非常感謝賈邦彥先生，他是一位封面攝影大師，也是一位書法家、篆刻家、美食家。

非常感謝過去多年支持我的朋友們，祝福我們所有人一天比一天健康，一天比一天幸福！

嚴浩大健康之路

實戰餓死癌細胞

著者
嚴浩

責任編輯
簡詠怡

裝幀設計
羅美齡

排版
楊詠雯

封面攝影
賈邦彥

出版者
萬里機構出版有限公司
香港北角英皇道 499 號北角工業大廈 20 樓
電話：2564 7511　　傳真：2565 5539
電郵：info@wanlibk.com
網址：http://www.wanlibk.com
http://www.facebook.com/wanlibk

發行者
香港聯合書刊物流有限公司
香港荃灣德士古道 220-248 號荃灣工業中心 16 樓
電話：2150 2100　　傳真：2407 3062
電郵：info@suplogistics.com.hk
網址：http://www.suplogistics.com.hk

承印者
寶華數碼印刷有限公司
香港柴灣吉勝街 45 號勝景工業大廈 4 樓 A 室

出版日期
二〇二五年四月第一次印刷

規格
特 16 開（213 mm × 150 mm）

版權所有．不准翻印

All rights reserved.
Copyright © 2025 Wan Li Book Company Limited.
Published and Printed in Hong Kong, China.

ISBN 978-962-14-7594-7

免責聲明

書中的資訊只供參考，不同人士體質各異，如有需要，
請遵照專業醫師個別之建議與診斷為宜。